Solución Para La Presión Sanguínea

La mejor guía para reducir la presión sanguínea para principiantes 30 superalimentos naturales para controlar y bajar la presión alta

Por *Ethan Daniel*

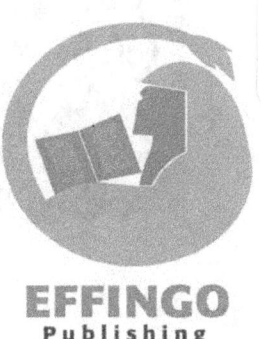

Para descubrir más libros, visite:

EffingoPublishing.com

Descargar otro libro gratis

Queremos agradecerle por comprar este libro y ofrecerle otro (tan largo y valioso como este), "Errores de Estado Físico y de Salud que no Sabes que Estás Cometiendo ", completamente gratis.

Para inscribirse y recibirlo, visite el siguiente enlace:

www.effingopublishing.com/gift

En este libro, analizaremos los errores más comunes de salud y acondicionamiento físico, que usted está probablemente cometiendo en este momento, y le revelaremos cómo puede ponerse fácilmente en la mejor forma de su vida.

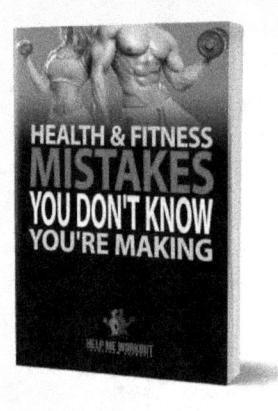

Además de este valioso regalo, también tendrá la oportunidad de recibir nuestros nuevos libros gratis, participar en sorteos y recibir otros valiosos correos electrónicos de nuestra parte. De nuevo, visite el enlace para registrarse:

 www.effingopublishing.com/gift

TABLA DE CONTENIDO

Introducción 7

Capítulo 1: ¿Qué es la hipertensión, sus causas y las enfermedades asociadas? 9

Signos y síntomas 9

Factores de riesgo de la hipertensión arterial 11

Complicaciones 16

Capítulo 2: Beneficios de la reducción y del control de la presión arterial 22

Mejorar la salud del corazón 22

Reducir el riesgo de derrame cerebral 23

Mejore su visión 24

Proteja su riñón 24

Reducción de gastos 26

Capítulo 3: Los Superalimentos naturales que debe comer si tiene la presión arterial alta ..27

Capítulo 4: Lo que no se debe comer cuando se tiene La presión arterial alta 38

Capítulo 5: Solución para la hipertensión y la pérdida de peso - ¿Cuál es la diferencia? 45

Capítulo 6: Plan de comidas efectivo para ayudar a reducir y controlar la presión arterial alta 50

Día 1 50

Día 2: 53

Día 3 57

Día 4 59

Día 5 63

Día 6 67

Día 7 70

Día 8 73

Día 9 78

Día 10 80

Día 11 82

Día 12 84

Día 13 89

Día 14 93

Día 15 97

Día 16 101

Día 17 104

Día 18 107

Día 19 109

Día 20 112

Día 21..114

Día 22..116

Día 23..118

Día 24..122

Día 25..127

Día 26..131

Día 27..134

Día 28 138

Día 29..141

Día 30 144

Capítulo 7: Estrategias Para Comenzar Un Régimen Contra La Hipertensión Arterial.........146

CAPÍTULO 8: OTROS CAMBIOS DE ESTILO DE VIDA PARA REDUCIR LA TENSIÓN ARTERIAL SIN MEDICAMENTOS 148

CONCLUSIÓN 150

Palabras finales..151

SOBRE LOS CO-AUTORES 152

INTRODUCCIÓN

La hipertensión arterial es un problema importante de salud en la actualidad debido a su alta prevalencia y al significante aumento del riesgo de otras complicaciones relacionadas con la hipertensión arterial. Dado que hay pocos indicios, este problema potencialmente mortal suele pasar desapercibido.

Aunque la presión arterial alta no suele presentar síntomas durante los primeros 10 a 20 años, daña, de forma lenta pero segura, las arterias y somete al corazón a un esfuerzo. Por eso esta condición se llama el "asesino silencioso". "La hipertensión prolongada acelera la arteriosclerosis, que es la principal causa de enfermedades vasculares, derrames cerebrales, insuficiencia cardíaca y renal.

Las señales de alerta incluyen pulso rápido, mareos, visión borrosa, sudor, dolor de cabeza y falta de aliento. Esto puede deberse a la edad, la dieta, la obesidad, el estrés, el tabaco, la raza o la herencia. Lo bueno es que hay soluciones naturales, sin medicamentos, que puedes maximizar. Aprenda más sobre las causas y las enfermedades asociadas, los alimentos naturales que ayudan a controlar la hipertensión y un plan de comidas efectivo para usted.

Además, antes de que empiece, os recomendamos_Unirse a nuestro boletín de noticias por correo electrónico para recibir información actualizada sobre los próximos lanzamientos de libros y promociones. Usted puede inscribirse gratis, y como un bono, recibirá un regalo: nuestro libro «Errores de salud y condición física que no sabes que estás cometiendo». Este libro ha sido escrito para desmitificar, exponer lo que se debe y lo que no se debe hacer y finalmente equiparle con la información necesaria para estar en la mejor forma de su vida. Debido a la cantidad abrumadora de información falsa y mentiras contadas por las revistas y los autoproclamados "gurús", es cada vez más difícil obtener información fiable para ponerse en forma. A diferencia de tener que pasar por docenas de fuentes tendenciosas y poco confiables para obtener información sobre su salud y estado físico, hemos creado este libro de lectura fácil con todo lo que necesita saber para obtener resultados inmediatos y así alcanzar sus objetivos de acondicionamiento físico deseados en el menor tiempo posible.

Una vez más, para suscribirse a nuestro boletín electrónico gratuito y para recibir una copia gratuita de este valioso libro, por favor visite el enlace e inscríbase ahora: **www.effingopublishing.com/gift**

CAPÍTULO 1: ¿QUÉ ES LA HIPERTENSIÓN, SUS CAUSAS Y LAS ENFERMEDADES ASOCIADAS?

La presión arterial alta es una condición que ocurre cuando la presión arterial se eleva a niveles que no son saludables. La presión sanguínea se mide por el paso de la sangre a través de los vasos sanguíneos y la resistencia que encuentra la sangre mientras el corazón bombea. Cuanta más sangre bombee el corazón y más estrechas sean las arterias, más alta será la presión sanguínea. Con el tiempo, la presión arterial alta puede causar otros problemas de salud.

Usted puede tener la presión arterial alta durante años sin ver síntomas. Aunque los daños son asintomáticos en los danos en corazón y los vasos sanguíneos continúan y pueden ser detectados. Con el paso de los años, la hipertensión suele desarrollarse y afecta finalmente a casi todo el mundo. La ventaja es que se puede identificarla rápidamente, y una vez que sabe que tienes presión arterial alta, puede tratar de controlarla.

Signos y síntomas

La hipertensión arterial no causa síntomas, por eso se le llama el "asesino silencioso". La gente normalmente no sabe que sufre de ella hasta que se mide la presión sanguínea. A veces las personas con hipertensión pueden desarrollar otras enfermedades y complicaciones porque los órganos se estresan cuando se exponen a altas presiones. Los signos y síntomas de la hipertensión arterial son los siguientes:

- **Síntomas cerebrales de la hipertensión arterial**
    1. Visión borrosa
    2. Mareos
    3. Náuseas y vómitos
    4. Dolor de cabeza
- **Síntomas cardíacos de la hipertensión arterial**
    1. Debilidad
    2. Dolor en el pecho
    3. Náuseas y vómitos
    4. Falta aliento
- **Síntomas crónicos de hipertensión arterial**
    1. Fallo renal
    2. Fallo cardíaco
    3. Aneurismas (desbordamientos aórticos)
    4. Ataque isquémico transitorio o mini-apoplejía
    5. Enfermedad arterial periférica (dolor en la pierna al caminar)
    6. Ataque al corazón

7. Daño ocular con pérdida progresiva de la visión

Es esencial tener en cuenta que la hipertensión arterial puede ser asintomática y, por lo tanto, no ser reconocida durante años. Sin embargo, causa un daño progresivo en el corazón, los vasos sanguíneos y otros órganos.

Factores de riesgo de la hipertensión arterial

Hay variables y factores que pueden ponerle en riesgo de sufrir de hipertensión. Sin embargo, la comprensión de estos factores de riesgo puede ser útil y puede aumentar la conciencia y la prevención.

- **Factores de riesgo hereditarios y físicos para la presión arterial alta**

    1. **Edad:** El riesgo de hipertensión arterial aumenta con la edad. Con la edad, nuestros vasos sanguíneos pierden gradualmente su elasticidad, lo que contribuye en gran medida al aumento de la presión arterial.

    2. **Sexo:** Aunque la edad es uno de los principales factores de riesgo de la hipertensión arterial, los hombres son más propensos a tenerla a los 64 años. Por otro lado, las mujeres son más propensas a desarrollar hipertensión después de los 65 años.

    3. **Historial familiar:** Si sus padres y otros miembros cercanos de la familia (y otros parientes) sufren de hipertensión, es más probable que usted también la tenga.

4. **Raza: Los afroamericanos** tienen más probabilidades de sufrir de presión arterial alta que otros grupos raciales en los Estados Unidos. Es particularmente común en la herencia africana y a menudo se desarrolla a una edad más temprana.

5. **Enfermedad renal crónica: La hipertensión** también puede ser el resultado de una enfermedad renal y puede causar aún más daño a los riñones.

2. **Factores de riesgo modificables para la hipertensión arterial**

   1. **Obesidad o sobrepeso:** El sobrepeso puede ejercer una presión adicional sobre el corazón y el sistema circulatorio, lo que conduce a graves problemas de salud. Cuanto más peso tiene, más oxígeno y nutrientes necesita para suministrar a sus tejidos. Si el volumen de sangre que fluye por los vasos sanguíneos aumenta, también lo hace la presión en las paredes de las arterias. También puede aumentar el riesgo de diabetes y enfermedades cardiovasculares.

   2. **Apnea del sueño:** La apnea obstructiva del sueño puede aumentar el riesgo de desarrollar hipertensión arterial. Es común en personas con hipertensión resistente.

   3. **Colesterol alto:** Más de la mitad de las personas con presión arterial alta también tienen el colesterol alto.

   4. **Inactividad física:** No hacer suficiente actividad física como parte de su estilo de vida también contribuye a aumentar la presión arterial. Las personas que no son físicamente activas tienden a tener un ritmo cardíaco más alto, y cuanto más alto sea su ritmo cardíaco, más duro tiene que trabajar su corazón con cada contracción; por lo tanto, mayor es la fuerza que se ejerce sobre sus arterias. También es un factor de riesgo para el sobrepeso. La actividad física es excelente para el corazón y el sistema circulatorio y ayuda a prevenir o controlar la presión arterial alta.

5. **Fumar y el consumo de tabaco:** Fumar puede causar temporalmente alta presión sanguínea y puede dañar las arterias. Esto puede causar que las arterias se estrechen y aumentar el riesgo de enfermedades cardíacas. Además, el humo de segunda mano o la exposición al humo de otros también puede aumentar el riesgo de enfermedades cardíacas en los no fumadores.

6. **Consumo excesivo de alcohol:** El consumo excesivo o regular de alcohol puede causar muchos problemas de salud, incluyendo derrames cerebrales, insuficiencia cardíaca y arritmia (latidos irregulares). Puede causar un aumento considerable de la presión sanguínea y el riesgo de obesidad, cáncer y alcoholismo.

7. **Estrés:** El estrés no es necesariamente algo malo, pero demasiado estrés puede ser otro factor que contribuye a la presión arterial alta. Además, el exceso de estrés puede fomentar comportamientos que aumenten la presión arterial, como beber o fumar más de lo habitual, comer mal y estar físicamente inactivo.

8. **Diabetes:** La mayoría de las personas que tienen diabetes también desarrollan presión arterial alta.

9. **Alimentos no saludables:** Es esencial tener una nutrición adecuada de una variedad de fuentes. Una dieta alta en sal y calorías, así como en azúcar, grasas trans y grasas saturadas, conlleva un mayor riesgo de hipertensión. Además, tener una dieta saludable y op-

ciones de alimentos pueden ayudar a controlar su presión arterial.

El embarazo también puede contribuir a la presión arterial alta. Y aunque esta condición es más común en los adultos, los niños también pueden estar en riesgo. Para algunos niños, el aumento de la presión arterial es causado por problemas cardíacos o renales. Para un número cada vez mayor de niños, los malos hábitos de vida como la obesidad, la alimentación poco saludable y la falta de ejercicio pueden aumentar el riesgo de padecer hipertensión.

Complicaciones

La presión excesiva ejercida en las paredes de las arterias por la hipertensión arterial puede causar daños a los vasos sanguíneos y a los órganos del cuerpo. Cuanto más alta sea su presión sanguínea y cuanto más tiempo esté descontrolada, mayores serán las complicaciones.

- **El daño a su corazón**

    La hipertensión arterial causa muchos problemas cardíacos, y ser consciente de ello le ayudará a controlar las causas.

    1. **Insuficiencia cardíaca:** Con el tiempo, la presión ejercida sobre el corazón por la presión arterial alta puede debilitar y hacer que el músculo cardíaco sea ineficaz. Su corazón abrumado eventualmente empezará a colapsar. El daño causado por los ataques cardíacos es otro factor que contribuye.

    2. **Enfermedad de las arterias coronarias: Las arterias dañadas** y estrechadas por la presión arterial alta tienen dificultad para suministrar sangre al corazón. Si la sangre no puede fluir libremente al corazón, puede causar latidos irregulares, dolor en el pecho y un ataque al corazón.

    3. **Corazón izquierdo agrandado:** Cuando tiene presión arterial alta, su corazón tiene que trabajar más duro para bombear la sangre al resto del cuerpo. Esto provoca un engrosamiento del ventrículo izquierdo, lo que resulta en un mayor riesgo de insuficiencia cardíaca, ataque cardíaco e incluso muerte cardíaca súbita.

- **Daños en las arterias**

    Las arterias sanas son elásticas, fiables y flexibles, con un revestimiento interior liso que permite que la sangre fluya libremente. Por lo tanto, proporciona oxígeno y nutrientes a los órganos vitales. Sin embargo, la presión arterial alta aumenta gradualmente la presión de la sangre que fluye por las arterias y les causa daños.

    1. **Aneurisma: Con el tiempo,** la presión constante de la sangre que fluye a través de una arteria dañada o debilitada puede hacer que una sección de la pared se ensanche y forme un abultamiento o aneurisma. Esto puede conducir a la ruptura y a una hemorragia interna que puede poner en peligro la vida. Esta condición puede desarrollarse en cualquier arteria, pero es más común en la arteria más grande.

    2. **Arterias estrechas y dañadas:** La presión arterial alta puede dañar las células del revestimiento interno de las arterias. Cuando las grasas de la dieta entran en el torrente sanguíneo, pueden acumularse en las arterias dañadas. Las paredes de las arterias se vuelven menos elásticas, limitando el flujo de sangre en todo el cuerpo.

- **El daño a su riñón**

    Los riñones filtran el exceso de desechos y líquidos de la sangre, lo que requiere vasos sanguíneos sanos para funcionar. La hipertensión arterial puede dañar los vasos sanguíneos que conducen a los riñones e incluso al interior de los mismos. También puede empeorar el daño si tiene diabetes.

1. **Insuficiencia renal: La hipertensión** es una de las causas más comunes de la insuficiencia renal. Los vasos sanguíneos dañados impiden que los riñones filtren eficazmente los desechos de la sangre, lo que permite que se acumulen líquidos y desechos peligrosos. Es posible que necesite un trasplante de riñón y diálisis por esta razón.

2. **Glomeruloesclerosis (cicatrización del riñón):** Este daño renal se produce cuando los pequeños vasos sanguíneos del riñón se curan y ya no pueden filtrar eficazmente los productos de desecho y los líquidos de la sangre, lo que puede provocar una insuficiencia renal.

- **Daño cerebral**

El cerebro necesita un suministro de sangre nutritivo para funcionar correctamente, pero la presión arterial alta puede causar muchos problemas en el cerebro.

1. **Ataque isquémico transitorio:** Es como una mini-apoplejía que interrumpe temporalmente el suministro de sangre al cerebro. El endurecimiento de los coágulos de sangre o de las arterias causado por el aumento de la presión arterial puede provocar un ataque isquémico transitorio y suele ser una advertencia de que se corre el riesgo de sufrir un derrame cerebral completo.

2. **Apoplejía:** Una apoplejía puede ocurrir cuando una parte del cerebro es privada de nutrientes y oxígeno, resultando en la muerte de la célula cerebral. Los vasos sanguíneos dañados por la presión arterial alta pueden romperse, tener fugas o estrecharse. Además, un aumento de la presión sanguínea puede provocar la formación de coágulos de sangre en las arterias y el cerebro, bloqueando el flujo sanguíneo. Esto lleva a un ataque.

3. **Demencia: La obstrucción** o el estrechamiento de las arterias puede limitar el flujo de sangre al cerebro, lo que da lugar a un tipo especial de demencia llamada demencia vascular. También puede sufrir de demencia si un derrame cerebral interrumpe el flujo de sangre al cerebro.

4. **Deterioro cognitivo leve: suele ser** causado por cambios en la memoria y la comprensión debido a la demencia.

- **Daños en los ojos**

La presión arterial alta puede incluso dañar los diminutos y delicados vasos sanguíneos que suministran sangre a los ojos.

1. **Retinopatía:** La retinopatía es un daño en la retina que puede provocar hemorragia ocular, visión borrosa o incluso la pérdida total de la visión. El riesgo es aún mayor si además de la hipertensión arterial también se padece diabetes.

2. **Neuropatía óptica:** Si se bloquea el flujo de sangre, también puede dañar el nervio óptico, provocando una hemorragia ocular e incluso la pérdida de visión.

3. **Coroidopatía:** La acumulación de líquido bajo la retina puede provocar distorsiones en la visión.

- **Disfunción sexual**

Ha sido frecuente entre los hombres de 50 años o más que no pueden mantener o tener una erección. Sin embargo, los hombres con hipertensión arterial son aún más propensos a sufrir disfunciones. Eso es porque no hay mucha sangre circulando en el pene.

Además, las mujeres también pueden sufrir de disfunción sexual debido a la presión arterial alta. El flujo sanguíneo limitado a la vagina puede provocar una disminución de la excitación o el deseo sexual, dificultad para alcanzar el orgasmo o sequedad vaginal.

- **Las emergencias médicas**

El aumento de la presión arterial suele ser una condición crónica que causa daños a lo largo de los años. Sin embargo, la presión sanguínea a veces se eleva tan rápidamente e incluso tan bruscamente que se convierte en una emergencia médica. Es posible que requiera tratamiento inmediato u hospitalización.

1. Derrame cerebral

2. Ataque al corazón

3. Cambios de personalidad, irritabilidad, dificultad para concentrarse, pérdida de memoria y/o pérdida progresiva de conciencia

4. Ceguera
5. Pérdida repentina de la función renal
6. Dolor en el pecho
7. Daños graves en la arteria principal
8. Complicaciones del embarazo (eclampsia o preeclampsia)

CAPÍTULO 2: BENEFICIOS DE LA REDUCCIÓN Y DEL CONTROL DE LA PRESIÓN ARTERIAL

La presión sanguínea debe ser lo suficientemente alta para dar a los órganos la sangre y los nutrientes que necesitan, pero no tan alta como para dañar los vasos sanguíneos. De esta manera, nuestro cuerpo debe mantener y controlar la presión sanguínea, manteniéndola en un nivel medio.

La hipertensión es una condición peligrosa que debe ser tratada apropiadamente. Con el tiempo, una vez que se ha producido un daño en el corazón y en otros órganos, normalmente no se puede revertir. La hipertensión incontrolada daña principalmente el corazón y otros órganos. Acelera el endurecimiento de las arterias y la acumulación de placa cargada de colesterol en las paredes de las arterias.

Mejorar la salud del corazón

La presión sanguínea alta ejerce presión sobre el corazón, lo que aumenta el riesgo de enfermedades arteriales periféricas, angina, insuficiencia cardíaca, ataque cardíaco y enfermedad de las arterias coronarias. Con el tiempo, el corazón se daña y se hace más grande. Una vez dañado, el cuerpo ya no puede deshacerlo. Si tienes presión arterial alta, tienes tres veces más probabilidades de sufrir complicaciones cardiovasculares.

Un plan de alimentación saludable le ayudará a mejorar su salud cardíaca. Incluya verduras, granos enteros, una cantidad limitada de carne magra, mariscos, productos lácteos sin grasa, frijoles y fruta en su plan de alimentación. Además, es esencial controlar el peso y reducir el estrés. Algunos consejos útiles incluyen: mejorar el sueño, la composición corporal y la capacidad de realizar las actividades diarias. Asegúrese de reducir sus niveles de sangre y disminuir el riesgo de diabetes tipo II.

Reducir el riesgo de derrame cerebral

El daño potencial de los vasos sanguíneos causado por la presión arterial alta contribuye a la apoplejía isquémica. Esta es otra razón por la que la reducción de la presión arterial ayuda a disminuir el riesgo de derrame cerebral, así como otras complicaciones asociadas con el derrame cerebral.

Reduzca su consumo de sal a un máximo de 1500 mg por día, equivalente a media cucharadita. Otro consejo dietético útil es evitar los alimentos que tienen alto colesterol, como el helado, las hamburguesas y el queso. También es aconsejable comer 4-5 tazas de verduras y frutas al día, con pescado añadido 2-3 veces a la semana y una porción de productos lácteos y de grano entero bajos en grasa varios días a la semana.
También opte por un plan de dieta de pérdida de peso.

Mejore su visión

Bajar la presión sanguínea es esencial, ya que una presión sanguínea incontrolada también puede conducir a una retinopatía hipertensiva, una condición que afecta a la retina del ojo. El único tratamiento para esta enfermedad es bajar y mantener la presión sanguínea. Esto significa que si tiene un accidente cerebrovascular hipertensivo, su visión también estará en riesgo. Los accidentes cerebrovasculares afectan al nervio óptico y a las partes del cerebro que son las principales responsables de procesar las cosas que ves.

Comer zanahorias es bueno para los ojos porque son ricas en vitamina A, que es un nutriente vital para la visión. Pero la vitamina A no es el único nutriente necesario para mejorar la visión; también es aconsejable incluir en la dieta alimentos ricos en vitamina E, vitamina C, zinc y cobre.

Su mayor reto es la degeneración macular, por lo que tomar antioxidantes como zanahorias, patatas dulces, calabazas, huevos y verduras de color verde oscuro también es útil. El pescado también es bueno para los ojos, así que coma alimentos que contengan ácidos grasos. Los peces de aguas frías como el salmón salvaje, el bacalao y la caballa ayudan a fortalecer las membranas celulares, y éstas también contienen DHA.

Proteja su riñón

Bajar y/o mantener una presión sanguínea saludable puede ayudar a prevenir este círculo vicioso y reducir el riesgo de una completa insuficiencia renal. Coma una dieta saludable y vigile su peso, ya que es muy útil para prevenir las enfermedades cardíacas, la diabetes y otras condiciones relacionadas con la enfermedad renal crónica. Un consejo útil comienza con la reducción de la ingesta de sal. Siga el consumo de sodio recomendado de unos 5-6 g por día. Para ayudar a reducir su consumo de sal, trate de limitar la cantidad de alimentos de restaurante y procesados, y en su lugar añada especias alternativas cuando cocine los platos. Prepare la comida usted mismo con ingredientes frescos.

Además, beber mucho líquido ayuda a los riñones a eliminar la urea, el sodio e incluso otras toxinas del cuerpo. El resultado es una drástica reducción del riesgo de complicaciones renales crónicas. El exceso de líquido también puede ser perjudicial, así que asegúrese de consumir la cantidad adecuada de líquido diariamente, dependiendo de varios factores como el ejercicio, otras condiciones de salud, el sexo, el clima, la lactancia y/o el embarazo.

Mejorar la calidad de vida y aumentar la esperanza de vida

Hay aproximadamente 1000 personas que mueren cada año de hipertensión en los Estados Unidos. El 50% muere de enfermedades cardíacas, insuficiencia cardíaca y el 40% muere de diabetes. La hipertensión arterial es también un riesgo importante de muerte fetal y materna durante el embarazo, de insuficiencia renal y de demencia. Al bajar la presión sanguínea a un nivel medio, tiene un 25% menos de probabilidades de morir por complicaciones de esta enfermedad, principalmente enfermedades cardiovasculares.

Reducción de gastos

Cuando se reduce y mantiene una presión sanguínea saludable, también se ahorra dinero. De hecho, la hipertensión arterial cuesta casi 50 mil millones de dólares al año. No sólo ahorras dinero, sino que también ahorras tiempo: el tiempo que pasarías en el hospital. Podrá evitar la medicación de mantenimiento, la diálisis, los tratamientos y los horarios. Esto le da una mejor oportunidad de centrarse en el uso del dinero para mejores inversiones.

La inversión en prevención ahorra dinero

La reducción y el mantenimiento de una presión sanguínea saludable ayuda a ahorrar dinero al mejorar la nutrición y la actividad física. También le permite tomar decisiones saludables.

Alrededor de solamente 52% de las personas, en su mayoría adultos, tienen su presión arterial bajo control. Puede empezar a controlar su presión arterial hoy mismo haciendo pequeños cambios en su vida diaria, incluyendo la forma en que come.

CAPÍTULO 3: LOS SUPERALIMENTOS NATURALES QUE DEBE COMER SI TIENE LA PRESIÓN ARTERIAL ALTA

Los cambios en la dieta pueden reducir significativamente la presión arterial. Hay alimentos eficaces que pueden reducir la presión arterial, tanto al instante como a largo plazo. Un cambio en la dieta resulta en una reducción de unos pocos puntos en sólo dos semanas. Con el tiempo, su presión arterial más alta podría bajar de 8 a 14 puntos, lo que supone una diferencia significativa en sus riesgos de salud.

1. **Plátano:** Los plátanos contienen mucho potasio, un mineral que juega un papel esencial en el mantenimiento de la presión arterial. El potasio reduce los efectos del sodio, lo que resulta en una reducción de la tensión en las paredes de los vasos sanguíneos. Comer alimentos ricos en potasio es preferible a tomar suplementos. Ponga un plátano en rodajas en su avena o cereales para una adición rica en potasio. También puede comer un plátano para acompañar un huevo cocido en el desayuno o merienda rápido.

2. **Avena:** La avena es una forma efectiva de bajar la presión arterial porque es baja en sodio, baja en grasa y alta en fibra. Comer avena para el desayuno es una gran manera de alimentar su día. Dejar la avena descansar en el refrigerador durante varias horas (por la noche, por ejemplo, para ser consumida a la mañana

siguiente en el desayuno) también es una excelente opción para el desayuno. Remoje ½ taza de avena y ½ taza de leche de nueces en un frasco. Puede comerlas por la mañana y añadir canela, bayas y granola al gusto. Además, la fibra puede ayudarle a mantener un peso saludable y a prevenir la obesidad, que es un factor de riesgo para la hipertensión arterial.

3. **Linaza:** También puedes añadir un poco de linaza a su avena matutina o a su batido favorito. La linaza es una excelente fuente de fibra y ácidos grasos omega-3, que reduce principalmente la inflamación en todo el cuerpo. Ayuda a mejorar la salud del corazón y del sistema circulatorio. Los omega-3 tienen un efecto significativo en la reducción de la presión arterial diastólica y sistólica.

4. **Bayas:** Las fresas y los arándanos contienen compuestos antioxidantes llamados antocianinas, un tipo de flavonoide. El consumo de estos compuestos tiene un impacto significativo en la prevención de la hipertensión arterial. Por otra parte, además de los flavonoides, las bayas también son ricas en fibra y están cargadas de resveratrol, que también es útil para reducir la presión arterial. Lo bueno es que es un alimento fácil de añadir a su plan. Puede ponerlas en su granola o cereales por la mañana, o tener a mano bayas congeladas para un postre saludable.

5. **Cebolla:** Puede que no se adapte a su respiración, pero es un alimento imbatible cuando se trata de bajar la presión sanguínea. Las cebollas son una excelente fuente de quercetina y se ha demostrado que son eficaces para reducir la presión arterial en personas con sobrepeso y obesas. Para que las cebollas sean menos picantes, puede saltearlas en aceite de

oliva para un sabor más dulce y el ácido graso del omega-3.

6. **Aceite de oliva:** El aceite de oliva es un ejemplo de una grasa saludable, que contiene polifenoles. Ayuda a bajar la presión sanguínea porque es un compuesto que combate la inflamación. Ayuda específicamente a los pacientes mayores con presión sanguínea sistólica. Además, puede satisfacer sus 2 o 3 porciones diarias de grasa como parte de una dieta para la presión arterial alta. También es una gran alternativa a la mantequilla, el aceite de canola o el aderezo comercial para ensaladas.

7. **Chocolate negro:** Comer chocolate negro ayuda a reducir el riesgo de enfermedades cardiovasculares. Contiene más del 60% de sólidos de cacao y menos azúcar que el chocolate normal. Es rico en antioxidantes llamados flavanoles, un compuesto que ayuda a los vasos sanguíneos a ser más elásticos. Esto resultará en un mejor flujo de sangre al corazón y al cerebro, haciendo que las plaquetas de la sangre sean menos pegajosas. También reduce el riesgo de enfermedades cardíacas. Puedes comerlo con frutas como frambuesas, fresas o arándanos como un postre saludable, o añadirlo a su yogur. Coma una onza de chocolate negro al día y asegúrese de que contenga un 60-70% de cacao.

8. **Granadas:** Esta fruta es pequeña, pero tiene muchos compuestos nutricionales. El jugo de la semilla es rico en polifenoles, un antioxidante que por sí solo tiene muchos beneficios. Las granadas ayudan a prevenir el cáncer. El zumo de granada tiene un efecto significativo en la reducción de la presión arterial sistólica y diastólica a lo largo del tiempo, incluso cuando se consume en pequeñas cantidades. El jugo

puede ser sabroso con un desayuno saludable. Asegúrese de comprobar el contenido de azúcar de los jugos comprados en la tienda, ya que los azúcares añadidos pueden anular los beneficios para la salud. También, puedes comértelo entero a lo natural.

9. **Pistachos:** El pistacho es un fruto seco saludable que ayuda a reducir la hipertensión. Incluir esta nuez en una dieta moderada en grasas puede reducir la presión arterial en tiempos de estrés. Esto ayuda al cerebro a mantenerse agudo, porque uno de los compuestos de las nueces reduce la estanqueidad del vaso sanguíneo. Puede incorporar los pistachos a su dieta añadiéndolos a las salsas con pesto, costras y ensaladas, o puedes comerlos solos.

10. **Sandía:** Es una buena fuente de licopeno y vitamina C, que ayuda a reducir la presión arterial. Además, contiene un aminoácido llamado citrulina, que ayuda a controlar y mantener la presión arterial. La citrulina ayuda al cuerpo a producir óxido nítrico, un gas que relaja los vasos sanguíneos y promueve la flexibilidad de las arterias, especialmente en los tobillos y los brazos. Estos efectos ayudan a la circulación de la sangre. Y tiene un gran impacto en las personas con sobrepeso para controlar tanto la presión arterial como el estrés. Para mejorar el consumo de sandía añádelo a los batidos y ensaladas, o disfrútelo en una sopa fría de sandía, o solo después de la comida/merienda.

11. **Col rizada:** Contiene betacaroteno, quercetina y vitamina C, que ha sido efectiva en la reducción natural de la presión sanguínea. También contiene magnesio y potasio, que son minerales esenciales para el control de la presión arterial. Una dieta rica en potasio ayuda al cuerpo a eliminar el exceso de

sodio (que puede aumentar la presión arterial) de manera más eficaz. Por otro lado, el magnesio ayuda a promover la buena circulación de la sangre. Para obtener una dosis diaria de esta verdura verde, puede mezclarla en guisos y curry, u hornear un lote de col rizada en el horno para hacer patatas fritas.

12. **Leche descremada:** Un vaso de leche proporciona excelente vitamina D y calcio, que son nutrientes esenciales para reducir la presión arterial de un 3-10%. Estos porcentajes pueden no parecer impresionantes, pero podrían traducirse en una reducción del 15% en el riesgo de ataque al corazón. Una mayor ingesta de calcio en la dieta, ayuda a reducir la presión arterial diastólica y sistólica. Intente incorporar almendras, frutas y granola en su yogur para obtener beneficios adicionales para la salud del corazón.

13. **Manzana: Una manzana** al día mantiene al doctor alejado, especialmente para las personas con alta presión sanguínea. Además de los 4,5 gramos de fibra que reducen la presión arterial, las manzanas también contienen quercetina, que es un útil remedio antihipertensivo. Es una gran alternativa al kiwi.

14. **Kiwi:** Esta es otra fruta que tiene un efecto positivo en la disminución de la presión arterial. Comer tres kiwis al día durante ocho semanas tiene un efecto positivo en la disminución de la presión arterial. El kiwi también contiene vitamina C, que reduce la presión arterial. Puede añadir esta fruta a su desayuno o a sus batidos.

15. **Ajo:** El ajo es un alimento natural antifúngico y antibiótico y contiene un ingrediente activo principal llamado alicina, que tiene otros beneficios para la

salud. El ajo mejora la producción de óxido nítrico, relaja los músculos lisos y dilata los vasos sanguíneos. Estos cambios son útiles para reducir los niveles de presión arterial. Puede reducir la presión arterial diastólica y sistólica en personas con hipertensión. Además, el ajo realza el sabor de muchas comidas saladas, como las tortillas, las patatas fritas y las sopas. Así que no es difícil añadirlo a su plan. Puede utilizar ajo en lugar de sal para promover aún más los beneficios para la salud del corazón.

16. **Salmón (y otros pescados que contienen ácidos grasos omega-3)**: Aunque los alimentos grasos pueden parecer fuera de lugar en un plan de alimentación destinado a reducir la presión sanguínea, el salmón en particular es una importante excepción a esta regla. El salmón está lleno de ácidos grasos omega-3 saludables para el corazón, que ayudan a reducir la inflamación y por lo tanto el riesgo de enfermedades cardíacas. Esto ayuda a reducir la presión arterial a un nivel saludable. Suplementar su cuerpo con omega 3 reduce la presión sanguínea también en pacientes ancianos y con hipertensión. Lo bueno es que es fácil de cocinar. Coloque un filete de salmón en papel pergamino y sazone con limón, hierbas y aceite de oliva. Hornee el pescado en un horno precalentado a 450 grados F durante 12 a 15 minutos.

17. **Albaricoques**: Reduzca el riesgo de enfermedades crónicas y controle su presión sanguínea haciendo de los albaricoques un alimento básico en su dieta. Los albaricoques están cargados de caroteno, que es uno de los nutrientes esenciales para una presión sanguínea más saludable. También proporciona fibra que tiene un efecto significativo en la reducción de la presión arterial. Puede ponerlo en su ensalada favo-

rita o comer albaricoques secos como aperitivo. Incluso se puede añadir a su batido.

18. **Huevo**: Aunque el huevo ha tenido una mala reputación en el pasado debido a su contenido de colesterol, la proteína que contiene ayuda a mejorar los niveles de colesterol y la presión sanguínea mientras te mantiene satisfecho. Una dieta alta en proteínas no sólo ayuda a reducir naturalmente la presión sanguínea, sino que también promueve la pérdida de peso. Sólo asegúrese de no añadir los condimentos equivocados a su desayuno a base de huevo para evitar destruir los beneficios para la salud. El alto contenido de sal en la salsa picante y el alto contenido de azúcar en el kétchup pueden reducir los efectos del huevo en la reducción de la presión arterial.

19. **Espinacas**: La incorporación de espinacas en su programa de reducción de la presión arterial es una excelente opción porque contiene magnesio y potasio para ayudar a controlar la presión arterial a un nivel razonable. También contiene betacaroteno, vitamina C y fibra, que son útiles para reducir la presión arterial. Es una alternativa para sus otras opciones vegetarianas como la col rizada. Puede mezclar esta verdura con leche de nuez y plátano para obtener un dulce y saludable jugo verde.

20. **Tomate**: Un poco de tomate en su dieta hipotensiva es útil. Además del alto contenido de quercetina y vitamina C, también contiene licopeno, cuya importancia está vinculada a la disminución de la presión arterial. No intente obtener su dosis de tomate de una salsa de kétchup de tomate embotellada porque contiene una combinación de sal y azúcar en la mayoría de las recetas, lo que provoca un aumento del azúcar en la sangre y de la presión arterial.

21. **Frijoles de Lima**: Puede que no sea una opción tentadora para los niños, pero tiene una excelente ventaja para las personas que quieren bajar su presión sanguínea debido a su contenido antiinflamatorio. También son excelentes para la pérdida de peso.

22. **Batata**: La batata no sólo ayuda a reducir la presión sanguínea, sino que también ayuda a perder peso. Contiene almidón resistente a la hipertensión y vitamina C, así como betacaroteno. Puede disfrutar de patatas fritas al horno como aperitivo.

23. **Brócoli**: Una taza de brócoli proporciona 14% de potasio, 8% de magnesio y 6% de calcio necesarios para reducir la presión arterial. Es una fuente popular de un fitonutriente llamado glucosinolatos, que ayuda a combatir el cáncer. Puede reemplazar muchos platos cocinados y guarniciones con brócoli congelado.

24. **Yogur sin grasa**: Una taza de yogur sin grasa contiene 12% de magnesio, 18% de potasio y 49% de calcio que se necesita en una dosis diaria para reducir la presión arterial. El yogur fresco y cremoso es un excelente ingrediente en desayunos ricos en minerales, en aderezos para ensaladas y salsas, e incluso en aperitivos. Hay yogures, que son ricos en calcio, pero no importa el tipo que compres, asegúrate de seguir con las variedades bajas en azúcar y sin sabor.

25. **Pimienta**: Una taza de pimienta cruda contiene 9% de potasio, 4% de magnesio y 1% de calcio, que se necesita para una dosis diaria de una dieta para bajar la presión arterial. Los pimientos rojos pueden ser almacenados en el refrigerador hasta 10 días. Un consejo es mantenerlos envueltos en una toalla de papel ligeramente húmeda para evitar que se se-

quen. Puede congelar el excedente para usarlo más tarde en comidas preparadas.

26. **Té de hibisco**: Beber tres porciones de té de hibisco diariamente durante seis semanas tiene un efecto significativo en la reducción de la presión arterial porque está lleno de altos niveles de antioxidantes. Puede beber una por la mañana, durante los aperitivos, y antes de acostarte, o cuando esté trabajando.

27. **Aguacate:** La mitad del aguacate contiene 10% de potasio, 5% de magnesio y 1% de calcio, todos ellos necesarios para reducir la presión arterial. Además de grasas monoinsaturadas saludables para el corazón y minerales que alivian la presión, también contiene carotenoides que promueven la salud. Incluso la carne verde oscura justo debajo de la piel crujiente del aguacate contiene grandes cantidades de estos compuestos que combaten enfermedades. Hazlo como un batido o simplemente como un aperitivo.

28. **Quinua:** La quinua cocida contiene 15% de magnesio, 4,5% de potasio y 1,5% de calcio. Este grano integral de alto contenido proteínico tiene un sabor dulce a avellana, que contiene muchos fitonutrientes beneficiosos para la salud, además de una gran cantidad de magnesio. Puede cocinarlo la mitad del tiempo que se tarda en hacer el arroz integral. Además, no contiene gluten, por lo que es una excelente opción si tiene la enfermedad celíaca o si es intolerante al gluten. Las opciones de quinua son de color beige dorado, pero también hay opciones de color negro y rojo que vale la pena probar para su dieta de reducción de la presión arterial.

29. **Remolacha**: Beber jugo de remolacha ayuda a reducir la presión arterial a corto y largo plazo. Beba

250 mililitros (alrededor de 1 taza) de jugo de remolacha diariamente durante cuatro semanas para un efecto significativo. También puede añadir remolacha a sus ensaladas favoritas, o prepararlas como una saludable guarnición.

30. **Alimentos fermentados**: Los alimentos fermentados son ricos en probióticos, una bacteria útil que juega un papel vital en el mantenimiento de la salud intestinal. El consumo de probióticos tiene un efecto modesto en la hipertensión. Para obtener los mejores resultados en el mantenimiento de una presión sanguínea saludable, consuma probióticos regularmente durante más de ocho semanas y consuma múltiples especies de bacterias probióticas. Los alimentos fermentados útiles para comer incluyen el miso, el vinagre de manzana, el kimchi, el yogur natural, el tempeh y la kombucha.

Una dieta y un estilo de vida saludables son una gran ayuda para reducir el riesgo de hipertensión. Incorporarlas a una dieta equilibrada y a una actividad física adecuada ayuda a controlar la presión sanguínea y a mejorar la salud en general.

CAPÍTULO 4: LO QUE NO SE DEBE COMER CUANDO SE TIENE LA PRESIÓN ARTERIAL ALTA

Debe ser consciente de los alimentos que tienen un efecto negativo en su presión arterial. Numerosas actividades con la familia y los amigos, incluyendo el consumo de alcohol y alimentos que puede influir en las malas elecciones nutricionales. Por lo tanto, es importante saber y comprender qué alimentos hay que evitar.

1. **Alcohol:** Beber alcohol puede reducir el riesgo de enfermedades cardíacas, pero sólo si se consume en las cantidades recomendadas y con moderación. El consumo excesivo de alcohol puede provocar un aumento de peso a largo plazo y una deshidratación inicial, que tienen un efecto significativo en el aumento de la presión arterial.

2. **Café:** Las bebidas que contienen cafeína, como el café, pueden causar un gran aumento de la presión arterial, y eso es terrible para el corazón. Además, puede causar una disminución de la libido. Las bebidas con cafeína hacen que las glándulas suprarrenales liberen un exceso de adrenalina y cortisol, sustancias que suelen provocar otro aumento de la presión arterial.

3. **Refrescos:** Los refrescos están llenos de calorías y azúcar. Un refresco de 12 onzas contiene 39 gramos de azúcar o el equivalente a nueve cucharaditas de azúcar pura. Esta es la cantidad de azúcar recomendada para los hombres, pero es la cantidad total que se debe consumir diariamente. Por otro lado, las mujeres sólo necesitan 2/3 de la cantidad total indicada, lo que significa que ya han superado la ingesta diaria máxima de azúcar recomendada.

4. **Sopa enlatada:** La sopa enlatada es fácil de hacer, especialmente cuando no se siente bien o cuando tiene prisa. Sin embargo, las sopas enlatadas son altas en sodio, y los ingredientes que contienen, como la comida y el caldo, pueden ser malos para la presión sanguínea. Hay sopas como las de Evens, que contienen más o menos 900 mg de sodio en cada media taza. Esto significa que si se bebe toda la lata de sopa, estará consumiendo más de 2000 mg de sodio. La mejor opción es optar por sopas reducidas y/o bajas en sodio, o puede hacer su propia sopa con una receta baja en sodio para mantener la sal bajo control.

5. **Sal:** La sal es uno de los ingredientes más problemáticos para las personas con hipertensión. Aunque es difícil de evitar, es aconsejable no consumir mucho. A todos nos gusta añadir sal a nuestra comida porque es la forma más fácil de cambiar o mejorar el perfil de sabor de cualquier plato. También puede ser difícil saber si su comida contiene mucha sal. Si es difícil recortar la cantidad de sal en sus platos, puede simplemente concentrarse en los otros ingredientes que tienen un mayor impacto en el sabor de su plato.

6. **Azúcar:** El consumo excesivo de azúcar se ha relacionado con muchos casos de aumento de peso y obesidad. No sólo eso, sino que el azúcar también está relacionado con la presión arterial alta. El azúcar y todos los demás alimentos y bebidas azucaradas tienen un impacto vital en la obesidad de personas de todas las edades. Por lo tanto, el aumento de la presión arterial es más común en las personas obesas y/o con sobrepeso.

7. **Salsas y condimentos :** Es probable que utilice otros condimentos en lugar de la sal, como salsa de soja, aderezos para ensaladas, salsa para carne y/o salsa de barbacoa. Sin embargo, si mira los ingredientes de las salsas y condimentos, verá que contienen mucha sal. Incluso las salsas blancas y rojas de algunos platos italianos contienen mucha sal, y eso incluye la salsa. Sin embargo, para evitar estas sales ocultas, puede usar mezclas de especias que no usan sal. Estos incluyen el uso de canela, albahaca y jengibre para el pan, los bocadillos, las ensaladas o las verduras. También se puede utilizar chile en polvo, semillas de eneldo y hierba, perejil y romero para el pescado y la carne; tomillo, salvia y mejorana para el pollo.

8. **Caramelos:** Los caramelos contienen mucha azúcar y calorías, lo que aumenta enormemente su nivel de azúcar. Evite las barras de chocolate y otros dulces. En su lugar, elija frutas naturalmente dulces, ya que también son ricas en potasio y fibra, un elemento importante para prevenir y reducir la presión arterial.

9. **Queso:** El queso contiene mucha sal. Un queso típico contiene unos 500 mg de sodio por porción. Así que la próxima vez que decida comprar queso, tenga en cuenta estas cifras y elija una opción baja en sodio,

como una mozzarella fresca con 175 mg de sodio por onza o un queso suizo con menos de 60 mg por onza.

10. **Leche entera:** La leche es una buena fuente de calcio, pero la leche entera es alta en grasa de la leche, lo que proporciona más grasa de la que necesitas. Una taza de leche entera contiene unos 8 gramos de grasa, incluyendo unos 5 gramos de grasa saturada. En este caso, las grasas saturadas son peores que otros tipos de grasas y están asociadas a las enfermedades del corazón. Como alternativa, puede tomar leche descremada o intentar usar sólo leche del 1% o 2%.

11. **Tartas saladas congeladas:** Una sola porción de tarta salada contiene aproximadamente 1400 mg de sodio y 35 g de grasa. Con esto en mente, ya está tomando un 50% más de la cantidad recomendada por día para ambos, en una sola porción. La grasa de las tartas congeladas también incluye grasas trans, que deben ser eliminadas de su dieta. Tiene que decir no a las comidas congeladas preenvasadas de ahora en adelante.

12. **Tocino:** El tocino es mayormente grasa, y tres rebanadas de tocino son ya 4,5 gramos de grasa y 300 mg de sodio. Se suele comer en el desayuno, pero la gente suele comer más de tres lonchas de tocino. El tocino en los sándwiches es también más de tres rebanadas. Puede ser difícil ser un amante de la carne en estos días, pero es esencial elegir opciones saludables en su lugar.

13. **Carne roja:** Una porción de un bistec grande ya contiene más de mil calorías y recuerda que los alimentos grasos son malos para los vasos sanguíneos y el corazón. Incluso contiene 1500mg de sodio y 80g de grasa. Siempre puede elegir la carne roja, pero asegúrese de hacer un plan de alimentación saludable con una pequeña cantidad para que puedas comprobar la cantidad recomendada a tomar.

14. **Carne de charcutería:** La carne procesada para el almuerzo y la carne de charcutería para los sándwiches son una trampa para el consumo excesivo de sodio. Eso es porque estas carnes ya está condimentada, secada y conservada con sal para que dure más tiempo. Una porción de 2 onzas del sándwich con carnes frías para el almuerzo podría proporcionar unos 600 mg de sodio. Aparte de eso, con queso, pan, pepinillos y algunos condimentos extra, un simple sándwich ya no es una buena opción.

15. **Pasteles:** Los alimentos horneados suelen estar espolvoreados y cubiertos con glaseado de color, lo que resulta muy atractivo, pero estos ingredientes están llenos de azúcar, grasas saturadas saladas e incluso sodio. El consumo excesivo de alimentos horneados, como galletas, pasteles y tortas, puede dar lugar a un aumento de peso no saludable y a la obesidad, lo que puede dar lugar a un problema de presión arterial en el futuro.

16. **Donuts: Los donuts** que le gustan son uno de los alimentos que hay que evitar cuando se tiene presión arterial alta. Esta merienda es peor que muchas otras que puede comer, debido a los 54% de carbohidratos y 42% de grasa que contiene, más o menos 300 calorías cada uno. Además, como los donuts se cocinan friendo, también contienen grasas trans y saturadas,

y éstas son más numerosas que las barras de chocolate y la mantequilla de maní. Evitar los donuts también es más saludable para su corazón.

17. **Pepinillos:** Este tentempié bajo en calorías es un gran complemento para su ensalada y su sándwich, pero no se recomienda para personas con diabetes porque está lleno de sodio. Tres pepinillos medianos pueden contener más o menos 2500mg de sodio, que es más de los 2300mg de sodio recomendados para todo el día.

18. **Fideos: Las tazas de fideos** y otras comidas de fideos preenvasadas son opciones populares entre los estudiantes universitarios y otros adultos perezosos. Sin embargo, esta elección de comida instantánea no es adecuada para el cuerpo. Un paquete de fideos ramen genéricos proporciona al cuerpo unos 1600mg de sodio y 15g de grasa.

19. **Pizza congelada:** Esta es otra opción de almuerzo fácil y asequible para la mayoría de la gente. Sin embargo, las pizzas congeladas son muy dañinas para el cuerpo debido al contenido de sodio que proporcionan. La combinación de la carne seca, la corteza, el queso y la salsa de tomate añade la cantidad de sodio muy rápidamente. Lo peor es que hay mucha sal para preservar todo ese sabor en el congelador. Una porción de este alimento puede contener hasta mil miligramos de sodio.

20. **Comida china para llevar:** La mayoría de los alimentos chinos tienen un contenido de sodio que vale la pena consumir durante dos días. Por ejemplo, el brócoli con carne está lleno de 3000 mg de sal y los ingredientes para cocinar el plato (como la salsa teriyaki y/o la salsa de soja) contienen unos 1000 mg de sal por cucharada. El aceite usado para mezclar el brócoli y la carne también aumenta la cantidad. Es por eso que incluso las verduras salteadas chinas se ven muy brillantes.

Si ha descubierto que tiene presión arterial alta, evitar estas opciones de alimentación puede ayudarle a prevenir o reducir su presión arterial. Comer teniendo en cuenta la presión arterial alta no significa que se esté privando. Se trata de comer de forma inteligente y de tomar decisiones saludables para su cuerpo.

CAPÍTULO 5: SOLUCIÓN PARA LA HIPERTENSIÓN Y LA PÉRDIDA DE PESO - ¿CUÁL ES LA DIFERENCIA?

Una dieta saludable y una nutrición adecuada son las mejores soluciones para prevenir y controlar problemas de salud como la diabetes, las enfermedades cardíacas, ciertos tipos de cáncer y la hipertensión arterial. Sin embargo, ¿la dieta para perder peso y la dieta de solución para la hipertensión son iguales? Bueno, se correlacionan entre sí porque el sobrepeso es un factor de riesgo para la diabetes. La diferencia es que se puede utilizar una dieta para adelgazar o ayudar a reducir los niveles de presión arterial, pero no todos los alimentos dietéticos de solución para la hipertensión son necesarios para adelgazar. Usted puede reducir o prevenir el riesgo de hipertensión arterial perdiendo peso. Incluso pequeñas cantidades de pérdida de peso pueden marcar una gran diferencia en el tratamiento de la hipertensión.

Las calorías de los alimentos y las bebidas proporcionan la cantidad de energía que necesita el cuerpo, pero si se ingieren más calorías de las que necesita, se almacenará el exceso de energía en forma de grasa. Por otro lado, si ingiere menos calorías de las que necesita, quemará la grasa almacenada por su cuerpo para compensar la diferencia. La mejor manera de perder peso a un nivel promedio es hacer pequeños cambios en sus hábitos alimenticios y en las actividades que puede realizar. La forma más sencilla de perder peso es reducir la ingesta de calorías, ya que se requiere un gran esfuerzo para quemar el mismo número de calorías a través de otras actividades.

Por ejemplo, se suele beber un café con leche grande con un pedazo de chocolate o leche entera; contiene 220 calorías, y ninguno de los dos productos tarda más tiempo en beberse o comerse. Sin embargo, tienes que caminar por más de una hora o andar en bicicleta por 50 minutos para quemar esas 220 calorías. Comer alimentos o bebidas que contienen demasiadas grasas o mucha azúcar añadida puede provocar un aumento de peso y hacer más difícil la pérdida de peso. Al tomar decisiones más saludables, no tiene que comer menos. También puede intercambiar unos alimentos con otros más saludables, y esto hará una verdadera diferencia para lograr un peso saludable y así una presión arterial sana. Hay bebidas con alto contenido de azúcar disponibles, y puedes reemplazarlas por agua u otras versiones sin azúcar para ahorrar calorías innecesarias.

Maximizar las proteínas

La proteína es el nutriente esencial para la pérdida de peso y un cuerpo más hermoso. La ingesta de alimentos ricos en proteínas reduce el apetito, mejora el metabolismo y altera las hormonas reguladoras del peso. Una buena base para aquellos que también hacen ejercicio moderado es tomar alrededor de ½ a ¾ gramos de proteína por libra de peso corporal. Por ejemplo, si pesa 70 kg, su dieta para perder peso es ganar solamente 90 a 150 gramos de proteína por día. Es útil y práctico no sólo para perder grasa, sino también para perder músculo.

En una proteína de 30 gramos, puedes tomar 7 onzas de yogur griego normal, ¾ taza de queso cottage y 3 onzas de pavo, carne magra, pescado o pavo. También se pueden obtener proteínas de alta calidad de las verduras y algunos otros alimentos de origen vegetal como las nueces, los cereales integrales, el tofu y las legumbres. Todas estas son opciones de veto sobre el consumo de carnes procesadas. Incluya proteínas en cada comida ya que también le ayuda a sentirse más lleno durante un período de tiempo más largo. Pero elija proteínas que no contengan grasa. El pescado, la carne blanca sin piel y los huevos son ejemplos de alimentos bajos en grasa y altos en proteínas.

La elección de la fibra

La fibra es otro nutriente para la pérdida de peso que generalmente se descuida. Una dieta rica en fibra tiene varios beneficios para la pérdida de peso y, por lo tanto, contribuye significativamente a reducir la presión arterial. Aunque es un carbohidrato, no se digiere fácilmente; esto significa que añade volumen para que se sienta más lleno después de una comida sin aumentar las calorías o el azúcar en la sangre. Podrá comer y disfrutar de una mayor porción de alimentos con alto contenido de fibra mientras mantienes el control de sus calorías.

Este nutriente sólo proviene de las plantas, así que asegúrese de incluir alimentos de origen vegetal en su dieta. La buena noticia es que este tipo de fuentes de alimentación también contienen otros nutrientes como antioxidantes, fitonutrientes y vitaminas que pueden mejorar su salud. Las fibras se encuentran principalmente en las semillas, las membranas de las plantas y la piel. Los jugos son generalmente bajos en fibra, y al pelar los alimentos ricos en fibra se elimina el valioso nutriente de la fibra.

Las moras o las frambuesas contienen 8 gramos de fibra, lo que las convierte en el alimento con mayor densidad de fibra para la pérdida de peso. Puede comerlos o añadirlos a su recipiente de yogur. Otras frutas de alta fibra son las guayabas, las semillas de granada y la fruta de la pasión. Los frutos secos como los dátiles, higos y pasas son otra excelente adición de fibra, pero hay que tener en cuenta los tamaños de las porciones, porque aunque estos frutos son altos en fibra, también están llenos de azúcar.

Las verduras de color también son ricas en fibra y son alimentos muy satisfactorios sin aportar tantas calorías. Ejemplos de ello son la remolacha, las coles de Bruselas, las chirivías y las zanahorias. También puede incluir verduras como espinacas, pimientos verdes y cebollas en su almuerzo cuando esté cocinando huevos.

Limitar la porción

Aunque ya conoce los principales nutrientes que necesita comer para perder peso (para bajar la presión sanguínea), también necesita saber cuánto debería comer. Incluso si come alimentos saludables o los alimentos adecuados, si come demasiado, sigue aumentando de peso.

Para controlar sus porciones, es aconsejable tomarse su tiempo durante la comida. Sabrá cuando has comido lo suficiente y cuando debe parar antes de sentirse incómodo. Cuando cocine, pese el arroz y la pasta y respete las porciones recomendadas. Otro consejo útil es usar platos y tazones más pequeños, y simplemente añadir un acompañamiento de ensalada y verduras al plato para que no parezca vacío.

Sea realista.

Establezca un objetivo realista para su pérdida de peso. Puede fijarse el objetivo de perder entre el 5 y el 10% de su peso total en un plazo de 3 a 6 meses. Ya es un buen progreso si logras perder de 0,5 a 1 kg por semana. No es necesario alcanzar el peso ideal del IMC para ver el progreso y los resultados. Alcanzar el IMC ideal es definitivamente genial, pero te presiona y aún así te da grandes beneficios cuando puedes perder entre el 5 y el 10% de su peso corporal.

Escriba la comida que come... y por qué lo está haciendo. Anote la ingesta de nutrientes que tiene para un alimento en particular. También puede anotar si se salta el desayuno, pero ha comido una gran parte del almuerzo. Llevar un registro de estas cosas es como llevar un diario de comidas, y le ayuda a establecer objetivos.

Elija trigo integral en vez de almidones procesados

Las personas que comen trigo integral tendrán mejores tasas de metabolismo en reposo y mayores pérdidas fecales que las que comen carbohidratos procesados. Comer granos enteros con la misma cantidad de fibra ayuda a perder más o menos 100 calorías adicionales cada día que los que comen carbohidratos procesados.

Las calorías extra que se pierden al comer trigo entero equivalen a una caminata de 30 minutos. Esto significa que podrá disfrutar de una nueva galletita cada día. Por otra parte, deben evitarse los alimentos con almidón de color predominantemente blanco, como las patatas, el arroz, el pan blanco o la pasta. Además, el trigo integral proporciona un mayor valor nutritivo y hace que se sienta mucho más lleno (útil para evitar que comas en exceso).

CAPÍTULO 6: PLAN DE COMIDAS EFECTIVO PARA AYUDAR A REDUCIR Y CONTROLAR LA PRESIÓN ARTERIAL ALTA

Este plan de comidas está especialmente diseñado para facilitarle la vida y le enseña lo qué comer y lo qué no comer cuando tiene la presión arterial alta. Es fácil de seguir para la gente ocupada y para cocinar grandes porciones, siempre y cuando se prepare con antelación. Las recetas no son muy complicadas, así que es muy realista para la gente que no sabe mucho de cocina.

Día 1

Desayuno: 1 plátano, un tazón de avena con leche

Almuerzo: Ensalada de verano con vinagreta balsámica

Ingredientes :

Para la ensalada

- Huevos duros (2)
- Maíz en la mazorca (1)
- Tomates cereza cortados por la mitad (1/2 taza)
- Rúcula (3 tazas)

- Queso mozzarella fresco o queso en grano(2 oz)

3. Vinagreta

- Ajo picado (1 diente)
- Aceite de oliva (3 cucharadas)
- Vinagre balsámico (2 cucharadas)
- Pimienta y sal (al gusto, sólo presta atención a la cantidad)

Las instrucciones:

1. Cocine al vapor el maíz en la mazorca de cinco a siete minutos. Corte los núcleos. Póngalo a un lado.
2. Mezcle todos los ingredientes del aderezo y agite bien.
3. Monte cada ensalada añadiendo 1 1/2 tazas de rúcula a cada tazón y añadiendo la mitad de cada uno de los otros ingredientes.

Cena: Pollo con manzana y nuez (menos tocino)

Ingredientes :

- Manzana rallada, bien empaquetada (1/4 de taza)
- Pechugas de pollo deshuesadas y sin piel (1 libra)
- Nueces, picadas (1/2 taza)

- Humus (3 cucharadas)
- Tocino en dados (1 loncha) - opcional

Las instrucciones:

1. Precaliente el horno a 200 grados centígrados.
2. Ponga la manzana rallada en un tazón de papel. Presione para eliminar el exceso de humedad.
3. Combine el tocino, la manzana y el humus en una pequeña cacerola.
4. Seque el pollo con toallas de papel (o puedes frotarlo ligeramente con harina para cubrirlo). Colóquelo en una bandeja de hornear.
5. Esparza la mezcla de humus sobre el pollo para cubrirlo.
6. Adorne con nueces y presione ligeramente sobre el humus para ayudar a que se peguen.
7. Hornee a 200 grados centígrados durante 20 minutos o hasta que el pollo esté bien cocido.

Merienda (a cualquier hora): Un puñado de almendras tostadas o anacardos comunes.

Día 2:

Desayuno: huevo sobre tostadas y salsa.

Ingredientes :

- Aceite de oliva (1/4 de cucharadita)
- Pan integral, tostado (1 rebanada)
- Huevo (1, grande)
- Salsa (2 cucharadas)
- Sal y pimienta Kosher
- Plátano (1, mediano)

Las instrucciones:

1. Tostar el pan integral.
2. Cocine el huevo en aceite de oliva o cubra la sartén con una fina capa de spray de cocina.
3. Sazonar con una pizca de sal y pimienta en cada lado.
4. Decore la tostada con huevo y salsa.
5. Añada un plátano mediano a su desayuno

Almuerzo: Ensalada de judías blancas y verduras

Ingredientes :

- Judías blancas, enjuagadas (1/3 taza)
- Verduras de su elección (3/4 de taza) - puede probar los tomates y el pepino

- Verdes mezclados (2 tazas)
- Aguacate, cortado en cubos (1/2 taza)
- Aceite de oliva (2 cucharaditas)
- Vinagre de vino tinto (1 cucharada)
- Pimienta molida

- ***Las instrucciones:***
    1. Mezcle todos los ingredientes juntos.
    2. Luego adorne su ensalada con dos cucharaditas de aceite de oliva, una cucharada de vinagre de vino tinto y pimienta recién molida.

Cena: Salmón asado con ajo y coles de Bruselas / Lentejas cocidas

Ingredientes :

- Orégano fresco, picado, dividido (2 cucharadas)
- Aceite de oliva extra virgen (1/4 de taza)
- Ajo separado (14 dientes grandes)
- Filete de salmón salvaje pelado y cortado en seis porciones (2 libras)
- Vino blanco, preferiblemente Chardonnay (3/4 de taza)
- Coles de Bruselas, cortadas y en rodajas (6 tazas)
- Cuñas de limón
- Pimienta recién molida, dividida (3/4 de cucharadita)
- Sal (1 cucharadita)

○ ***Las instrucciones:***

1. Precaliente el horno a 230 grados centígrados.

2. Picar dos dientes de ajo y mezclarlos con el aceite en un pequeño tazón. Combinar con ½ cucharada/sal, 1 cucharada de orégano y ¼ cucharadita de pimienta.

3. Ponga 3 cucharadas de aceite sazonado en una gran bandeja de asar.

4. Corte el resto de los dientes de ajo en pequeños trozos y mézclelos con las coles de Bruselas. Asar durante 15 minutos, agitando una vez.

5. Añada el vino al resto de la mezcla de aceite. Retire la sartén del horno. Revuelva las verduras y coloque el salmón encima. Luego espolvorear con la mezcla de vino.

6. Espolvoree el resto de ½ cdta. de pimienta y sal y 1 cda. de orégano.

7. Cocine hasta que el salmón esté bien cocido. Cocine otros 5 o 10 minutos.

8. Servir con gajos de limón.

Añada a su cena ½ una taza de lentejas cocidas sazonadas con una pizca de pimienta y sal.

Merienda (a cualquier hora): 1 naranja mediana o ¾ taza de arándanos

Día 3

Desayuno:

- Café descafeinado
- Naranja (1 promedio)
- Leche sin grasa (1 taza)
- Panecillo de trigo integral (comercial) con 2 cucharadas de mantequilla de cacahuete (sin sal)

Almuerzo: Ensalada de espinacas

Ingredientes :

- Pera en rodajas (1)
- Almendras cortadas (1/3 de taza)
- Hojas de espinaca fresca (4 tazas)
- Gajos de mandarina en lata (1/2 taza)
- Vinagreta de vino tinto (2 cucharadas)

Las instrucciones:

1. Combine todos los ingredientes en un tazón.

Añada una taza de leche sin grasa a su desayuno y podrás comer 12 galletas de trigo bajas en sodio.

La cena:

- Arroz integral con verduras (1/2 taza)
- Judías verdes frescas, al vapor (1/2 taza)

- Bacalao cocido en corteza de hierbas, 3 onzas cocido (y unas 4 onzas crudo)

- Bayas frescas con menta picada (1 taza)

- Té de hierbas helado

Merienda (a cualquier hora): 4 barquillos de vainilla, 1 taza de yogur bajo en calorías y sin grasa.

Día 4

Desayuno: Cremoso pudín de quínoa y leche de coco

Ingredientes :

- Quínoa cruda (blanca, roja, tricolor), escurrida y enjuagada (3/4 de taza)
- 100% jarabe de arce puro (2 cucharadas)
- Leche de coco light (1 lata de 14 onzas)
- Pasta de vainilla o extracto de vainilla (1 cucharadita)
- Para adornar: Arándanos frescos y crema batida (1 cda.)

Las instrucciones:

1. En una pequeña cacerola, ponga a hervir la quínoa y la leche de coco a fuego fuerte.

2. Reduzca el calor a medio-bajo y añada jarabe de vainilla y arce. Continúe cocinando durante 30 minutos (revolviendo ocasionalmente) hasta que la mezcla esté cremosa y el pudín tenga una consistencia ligera.

3. Ponga la mezcla en un tazón en el refrigerador para que se enfríe durante varias horas.

4. Sirva alrededor de ½ a ¾ taza de pudín en un plato pequeño.

5. Adorne con un puñado de arándanos frescos y un poco de crema batida.

6. Añada una cucharada de nueces o almendras picadas si quieres.

Puede cambiar el jarabe de arce por miel si no tiene.

Almuerzo: Elija su favorito / sus sobras / coma en un restaurante

La cena: Tazón de Bibimbap

Ingredientes :

- Arroz integral (1/2 taza)
- Zanahoria arco iris mediana, pelada y cortada en juliana (1)
- Acelga sin tallo o espinaca, picada (1 taza)
- Calabacín mediano, en juliana (1)
- Huevos (2)
- Cebollas verdes, sólo las partes verdes, picadas (1 puñado)
- Tofu extra firme (1/2 bloque)
- Agua (1 taza)
- Aceite de oliva (3 cucharadas)
- Una pizca de sal
- Semillas de sésamo (opcional)

Las instrucciones:

1. Ponga el arroz en una cacerola con una pizca de sal y agua hirviendo. Cocine a fuego lento hasta que toda el agua se absorba y el arroz esté cocido.

2. Corte la mitad del bloque de tofu en otra mitad. Entonces envuélvalo con una toalla de papel. Coloque un plato y un objeto pesado sobre el tofu. Reserve para 15 minutos. Ayude a que el tofu fluya más rápido. Después de presionar el tofu, córtelo en tiras rectangulares medianas y cubra ambos lados con sal. Asar el tofu en una sartén ca-

liente durante 5 minutos de cada lado, o hasta que esté dorado o crujiente.

3. Para los calabacines, espinacas y zanahorias, calentar dos cucharadas de aceite de oliva en una sartén, y luego saltear las verduras (una por una) con sal hasta que estén tiernas. El calabacín tardará de 2 a 4 minutos, las espinacas de 5 a 7 minutos y las zanahorias de 5 minutos.

4. Fría los huevos con una cucharada de aceite de oliva y una pizca de sal.

5. Coloque el arroz en dos tazones, cúbrelo con tofu y verduras, y termine con un huevo, con el lado soleado hacia arriba.

6. Adorne con semillas de sésamo (opcional) y cebollas de verdeo. Revuelva todo y sirva.

Merienda (en cualquier momento): Patatas fritas (Se recomienda poner en remojo la patata durante una hora antes de cocinarla para eliminar parte del almidón. Esto hará que sea crujiente al cocinarlo).

Día 5

Desayuno: Elija su favorito

Almuerzo: Rollitos de primavera frescos (papel de arroz)

Ingredientes :

- Pimienta de todos los colores, cortada en juliana (1)
- Embalaje de rollos de primavera de papel de arroz (12 piezas
- Lechuga romana rallada (2 tazas)
- Cilantro picado (1 manojo)
- Zanahorias, peladas y cortadas en juliana (2 piezas grandes)
- Abogado, en rodajas finas (1)
- Pepinos y/o calabacines pequeños, cortados en juliana (1)
- Chalote, partes blancas y verdes, picadas (1)
- Repollo rojo rallado (1 taza)
- La salsa de su elección: recomendamos una salsa de cacahuete tailandesa.

5. **Las instrucciones:**

1. Antes de empezar, humedezca ligeramente su espacio de trabajo para evitar que el papel de arroz se pegue.

2. Tome un sobre de rollo de primavera de arroz seco y colóquelo en el tazón de agua tibia. Deje que el papel de arroz descanse en el agua durante diez o veinte segundos, o hasta que se ablande.

3. Continúe sintiendo la suavidad del papel de arroz (esta es la parte delicada). Quiere que sea fácil de trabajar y suave sin ser suave.

4. Cuando las hojas de papel de arroz estén listas, saque el paquete del agua y póngalo sobre la superficie húmeda.

5. Comenzando en el centro del paquete, coloque los calabacines, zanahorias y pimientos en forma rectangular y aléjelos de los bordes del paquete.

6. Continúe añadiendo todos los ingredientes, desde el cilantro hasta el repollo morado. Coloque todo en el centro, uno por uno, pero mantén la forma de un rectángulo en el centro. Es esencial trabajar rápidamente para evitar que el embalaje se derrumbe. Sin embargo, no llene demasiado el paquete, ya que esto lo desgarrará de nuevo.

7. Disfrute con su salsa favorita, o prueba la salsa de cacahuete tailandesa esta vez.

La cena: Pinchos de pollo con miel y lima

Ingredientes :

- Cáscara de limón rallada (2 cucharaditas)
- Polvo de chile (1 cdta.) - opcional
- Pechuga de pollo deshuesada y sin piel, cortada en cubos de 1 pulgada (1 lb).

- Sal Kosher (1/4 de cucharadita)
- Miel (1 cucharada)
- Jugo de limón fresco (2 cucharadas)
- Ajo picado (2 cucharaditas)
- Spray de cocina

Las instrucciones:

1. Precaliente la parrilla a alta temperatura.

2. Combine los primeros cinco ingredientes y mézclelos para cubrir. Enhebrar el pollo en ocho brochetas de 15 cm.

3. Coloque los pinchos en una bandeja de asar cubierta con spray de cocina. Asar a la parrilla durante 4 minutos de cada lado o hasta que esté hecho.

4. Combine la miel y el jugo en un pequeño tazón, revuelva con un batidor. Disponga los pinchos en una bandeja, rocíe con la mezcla de miel y espolvoree con chile en polvo (opcional).

Merienda (a cualquier hora): Palomitas de maíz saludables para microondas

Ingredientes :

- Palomitas de maíz

Las instrucciones:

1. Mida alrededor de ¼ tazas de granos de palomitas de maíz y viértalas en una bolsa de papel para el almuerzo.

2. Doblar la bolsa varias veces para cerrarla y colocarla en el microondas. Use el botón de las palomitas de maíz en el microondas y escuche con atención. Cuando escuche que los estallidos se reducen a varios segundos entre estallidos, sáquelo y disfrute de sus palomitas.

3. Sazone si quiere, pero sin pasarse.

Día 6

Desayuno: Batido de chocolate y mantequilla de cacahuete

Ingredientes :

- Cacao (3 cucharadas)
- Miel (1 cucharada) - opcional
- Mantequilla de maní (2 cucharadas)
- Plátano, cortado en trozos y congelado (1)
- Yogur griego puro (3/4 de taza)
- Leche (3/4 de taza)

Las instrucciones:

1. Ponga todos los ingredientes en la licuadora.
2. Comienza a baja velocidad y poco a poco sube a alta velocidad.
3. Revuelva hasta que la mezcle se vuelva suave.

Almuerzo: Ensalada de batata asada

Ingredientes :

- Batata mediana, pelada y cortada en trozos de 1 pulgada (1)
- Pimiento amarillo o rojo, sin semillas y cortado en dados finos (1/2)
- Cebolla roja picada (unas pocas cucharadas)
- Frijoles negros (1 taza)

- Jalapeño picado (1/2)
- Ajo picado (1 diente)
- Cáscara de lima o limón (1)
- Cilantro fresco picado (1/3 de taza)

Las instrucciones:

1. Caliente el horno a 200 grados centígrados. Coloque los pimientos rojos, los jalapeños, las batatas y el ajo en una gran bandeja para hornear.

2. Llovizne con aceite de oliva, y extienda en una sola capa. Espolvorear con pimienta y sal. Asar hasta que las patatas empiecen a dorarse en las esquinas y estén tiernas, dándolas vuelta de vez en cuando, durante unos 30-40 minutos. Después de sacarlas del horno, guarde la cacerola hasta que esté lista para ser mezclada con los otros ingredientes.

3. En un pequeño tazón, combine la cáscara de lima y limón, el cilantro, la cebolla roja y los frijoles negros. Añada la mezcla de patatas dulces y rocía con un poco más de aceite de oliva. Luego sazonar con sal y pimienta.

4. Servir caliente o a temperatura ambiente. Puede refrigerarlo hasta un día.

Cena: Restos/su favorito/coma fuera.

Merienda (a cualquier hora): 1 plátano

Día 7

Desayuno: Quínoa de manzana nueces

Ingredientes :

- Quínoa cruda (1 taza)
- Aceite de coco o mantequilla (2 cucharadas)
- Manzana mediana, en rodajas finas (2 piezas
- Agua para la quínoa (3 tazas)
- Jugo y cáscara de 1 naranja (1 pc)
- Canela (1/2 cucharadita)
- Nueces (1/4 de taza)
- Sal Kosher (1/2 cucharadita)

Las instrucciones:

1. Derretir el aceite de coco en una cacerola a fuego medio.

2. Añada las rodajas de manzana en una sola capa. Espolvoree la mitad de la cáscara de naranja, el jugo y la canela.

3. Cocine la manzana a fuego medio-bajo hasta que empiece a caramelizarse, unos 10 minutos. Revuelva a menudo para evitar quemarse.

4. Añada quínoa seca cuando las manzanas están principalmente caramelizadas. Tuéstelo por un minuto.

5. Añada la sal y el agua, y el resto del zumo de naranja. Poner a hervir a fuego alto.

6. Reduzca a fuego lento y cocine hasta que el agua se absorba bien. Debería tardar unos 15 minutos.

7. Luego tostar las nueces hasta que estén fragantes en otro tazón.

8. Adorne con nueces y cáscara de naranja restante.

Almuerzo: Sopa de calabaza

Ingredientes :

- Calabaza (500 gramos)
- Cebollas enteras, con piel (2)
- Sal y pimienta
- Capullo de ajo entero, con piel (1)

Las instrucciones:

1. Corte la piel de la calabaza y la córtela en cuartos. Córtalos en trozos grandes. Cuanto más grande sea el tamaño, más tiempo tomará la cocción.
2. Hornee en una hoja de horno forrada con papel de pergamino en el horno a 180 grados centígrados durante unos 30-40 minutos, o hasta que la calabaza se ablande.
3. Cuando los saque, prepare una gran cacerola en la estufa para hacer la sopa. Luego presione la cebolla fuera de su piel en la sartén, junto con la nuez de ajo, y desecha la piel. Ponga la calabaza en la cacerola.
4. Añada 1,5 litros de caldo de verduras o de pollo y déjelo hervir durante 5 minutos.
5. Retire del fuego y revuelva con una batidora de varilla hasta que esté suave. Sirva.

La cena: Boloñesa con nueces y lentejas verdes servidas con cualquier tipo de pasta.

Merienda (a cualquier hora): Un puñado de almendras tostadas o anacardos naturales.

Día 8

Desayuno: Batido de pomelo verde

Ingredientes :

- Yogur natural (1/2 taza)
- Pomelo (1/2)
- Leche de almendras (3/4 de taza)
- Raíz de jengibre, pelada (1 pulgada)
- Espinacas (1 taza)
- Plátano (1/2)

Las instrucciones:

1. Recorte la piel del pomelo y córtelo en grandes trozos. Colóquelo en la licuadora con todos los demás ingredientes y hágalo puré hasta que esté liso.

Almuerzo: Ensalada de quínoa con nueces

Ingredientes :

- Quínoa, todos los colores (1/2 taza)
- Cebolletas o cebollas rojas pequeñas, cortadas en rodajas finas y en cubitos (4 piezas)
- Col rizada (2 tazas)
- Semillas de sésamo, tostadas (1/4 de taza)
- Semillas de calabaza, tostadas (1/4 de taza)

- Semillas de girasol, tostadas (1/4 de taza)
- Anacardos, tostados y picados gruesos (1/4 de taza)
- Almendras tostadas y picadas gruesas (1/4 de taza)
- Col rizada (2 tazas)
- Pimiento rojo pequeño, cortado finamente (1)
- Cilantro, picado (1/2 manojo)
- Menta, picada (1/2 manojo)
- Zanahorias medianas, ralladas (2 tazas)
- Semillas de granada para adornar - opcional

Para la vinagreta

- Jarabe de arce o miel (2 cucharaditas)
- Sal (1/4 o ½ cucharadita)
- Aceite de oliva extra virgen (1/4 de taza)
- Ajo triturado (1 diente)
- Vinagre de sidra de manzana o jugo de limón recién exprimido (1/4 de taza)

Las instrucciones:

1. Cocinar la quínoa en una cacerola y cubrirla generosamente con agua fría, luego llevarla a hervir.
2. Bajar el calor y cocer a fuego lento durante unos 15 minutos o hasta que esté suave. Nota: toma

alrededor de 20 minutos cocinar si se usa quínoa negra.

3. Escurra bien y deje enfriar de 5 a 10 minutos.

4. Prepare todas las demás hierbas, nueces, verduras y semillas para la ensalada.

5. Para la vinagreta, añada el jugo de limón, ajo, sal, aceite de oliva y miel en un frasco con tapa hermética.

6. Agitar bien para combinar los ingredientes.

7. Cuando la quínoa se haya enfriado un poco, agregue la vinagreta y revuelva.

8. Añada la col rizada, las hierbas, el pimiento, la cebolla y la zanahoria. Revuelva para combinar.

9. Añada nueces y semillas justo antes de servir. Revuelva.

10. Adorne con semillas de granada (opcional)

Cena: Pieles de batata con pollo chipotle

Ingredientes :

- Batatas medianos (3)
- Pechuga de pollo deshuesada y sin piel (3/4 de libra)
- Pimiento chipotle entero, finamente picado (3)
- Espinacas (2 tazas)
- Yogur griego, para servir (1 cucharada)
- Jugo de lima fresco (2 cucharadas)
- Aceite de oliva (1/4 de taza)
- Polvo de chile (2 cdtas.)
- Orégano seco (1 cdta.)
- Queso cheddar blanco fuerte rallado (5 onzas)
- Comino (1 cucharadita)
- Ajo, rallado o picado (2 dientes)

Las instrucciones:

1. Precaliente el horno a 180 grados centígrados. Lave las batatas y pínchelas por todas partes con un tenedor. Colóquelos en el horno para que se horneen durante unos 50-60 minutos o hasta que el tenedor se ablande.

2. Luego coloque el pollo en un plato para hornear. Frote con una cucharada de aceite de oliva, pimienta y sal. Poner en el horno con las patatas y hornear durante unos 25 minutos. min. Enfríe y

desmenuce el pollo con sus manos o con un tenedor. Cuando las patatas se corten por la mitad, déjelas enfriar de 5 a 10 minutos.

3. Mientras tanto, combine el jugo de lima, los pimientos chipotle, el aceite de oliva, el comino, la sal, la pimienta, el chile en polvo, el orégano y el ajo en un tazón mediano. Póngalo a un lado.

4. Saltee las espinacas en una pequeña sartén a fuego medio. Mezcle el pollo desmenuzado con las espinacas. Aparta y mantente caliente.

5. Suba el horno a 200 grados centígrados. Raspar la batata de su cáscara y dejar una capa media de carne en su interior, con la cáscara para que se sostenga por sí sola - colocarla en una bandeja de hornear.

6. Cepille las cáscaras de las patatas con un poco de salsa de chipotle. Hornee de 5 a 10 minutos o hasta que esté crujiente y agradable.

7. Mientras cocinan, mezclen el pollo, la salsa de chipotle y las espinacas. Quite las pieles del horno y rellénelas con la mezcla de pollo. Entonces cúbrelo con queso rallado. Hornee otros 10 minutos o hasta que el queso se derrita y la piel esté crujiente y caliente.

8. Sirva con yogur griego y cilantro fresco picado si lo desea.

Merienda (a cualquier hora): 5 a 7 onzas de yogur griego puro y un pequeño plátano.

Día 9

Almuerzo: tazón de batido de plátano con mantequilla de cacahuete y chocolate

Ingredientes :

- Leche desnatada (1/4 de taza)
- Plátano congelado, en cubos (1)
- Cacao en polvo (1 cucharada)
- Copos de avena (1/4 de taza)
- Vainilla (1/4 de cucharadita)
- Miel, al gusto (1 cucharadita)
- Yogur griego simple (1/2 taza)
- Mantequilla de maní natural (1 cucharada)
- Plumas de cacao
- Rebanadas de plátano
- Cacahuetes aplastados

Las instrucciones:

1. Mezcle el yogur, la mantequilla de cacahuete, la avena, la leche, la vainilla, la miel, el plátano y el cacao en polvo en un procesador de alimentos o en una licuadora. Viértelo en un tazón.
2. Adorne con pepitas de cacao, plátanos y cacahuetes triturados.

Almuerzo: Atún enlatado (en agua o aceite), y ensalada

Cena: Ensalada crujiente de brócoli

Ingredientes :

- Flores de brócoli fresco (alrededor de 1 lb, 8 tazas)
- Arándanos secos (1/2 taza)
- Semillas de girasol (1/4 de taza)
- Aceite de canola (3 cucharadas)
- Tiras de tocino cocido y desmenuzado (3 tiras)
- Cebolla de verdeo en rodajas finas (1 manojo)
- Azúcar (2 cucharadas)
- Vinagre de arroz sazonado (3 cucharadas)

Las instrucciones:

1. En un gran tazón, combine los arándanos, el brócoli y las cebollas de verdeo. Por otro lado, en un pequeño tazón, bata el vinagre, el azúcar y el aceite hasta que se mezclen bien.
2. Llovizne sobre la mezcla de brócoli y la arroja a la capa.
3. Refrigerar hasta que esté listo para servir.
4. Espolvorear con tocino y semillas de girasol antes de servir.

Merienda (a cualquier hora): pepino y zanahoria en rama (1 taza)

Día 10

Desayuno: Tostadas con mantequilla de maní y canela. Untar las tostadas con mantequilla de cacahuete, adornarlas con rodajas de plátano y espolvorearlas con canela.

Almuerzo: Sándwich Pita de Salmón

Ingredientes :

- Yogur sin grasa (2 cucharadas)
- Jugo de limón (2 cucharaditas)
- Pan pita integral (1/2, 6 pulgadas)
- Eneldo fresco, picado (2 cucharaditas)
- Salmón rojo en lata, desmenuzado y escurrido (3 oz)
- Rábano picante preparado (1/2 cucharadita)
- Berro (1/2 taza)

Las instrucciones:

1. Combine el jugo de limón, el rábano picante, el eneldo y el yogur en un tazón. Añada el salmón.
2. Rellene la mitad de la pita con la ensalada de berros y salmón.

Cena : Tabbouleh con quínoa

Ingredientes :

- Quínoa, enjuagada (1 taza)
- Perejil fresco picado (1/3 de taza)

- Pepino, pelado y picado (1 unidad, pequeño)
- Frijoles negros, enjuagados y escurridos (1 lata, 15 oz.)
- Agua (2 tazas)
- Pimienta (1/2 cucharadita)
- Sal (1/2 cucharadita)
- Jugo de limón (1/4 de taza)
- Aceite de oliva (2 cucharadas)

Las instrucciones:

1. Poner a hervir el agua en una olla grande. Añada la quínoa. Reduzca el calor, cúbralo y hierva a fuego lento durante unos 12 a 15 minutos o hasta que el líquido sea completamente absorbido. Quitar del calor y la pelusa con un tenedor. Páselo a un bol y déjelo enfriar.

Añada pimienta roja, pepino, judías y perejil. En un pequeño tazón, bata los ingredientes restantes y rocíe la ensalada. Tira el abrigo.

Merienda (a cualquier hora): 1 taza de frambuesas o peras con canela (espolvoree canela en las rodajas de pera)

Día 11

Desayuno: Yogur con frambuesas y nueces. Añada nueces, frambuesas y miel por encima.

Almuerzo: Tostadas de judías blancas y aguacate

Ingredientes :

- Aguacate, triturado (1/4)
- Pan integral, tostado (1 rebanada)
- Sal kosher
- Pimienta del molino
- Pimiento rojo, triturado (opcional)
- Frijoles blancos enlatados, enjuagados y escurridos (1/2 taza)

Las instrucciones:

1. Adorne las tostadas de trigo integral con frijoles blancos y puré de aguacate.
2. Sazonar con una pizca de pimienta, sal y pimienta roja triturada.

Añada a su almuerzo ½ taza de rodajas de pepino y 1 ½ taza de verduras mixtas.

Cena: Patata dulce rellena de humus

Ingredientes :

- Camote grande, frotado (1 pieza)
- Frijoles negros en lata, enjuagados (1 taza)

- Col rizada (3/4 de taza)
- Humus (1/4 de taza)
- Agua (2 cucharadas)

Las instrucciones:

1. Pinche la batata por todas partes con un tenedor. Poner en el microondas a fuego alto hasta que la carne esté bien cocida, unos 8 o 10 minutos.

2. Mientras tanto, lava la col rizada y escúrrela. Deja que el agua se pegue a las hojas. Entonces póngalo en una cacerola, cúbrelo y cocínelo a fuego medio-alto. Asegúrese de removerlo al menos una o dos veces o hasta que se marchite. Añada los frijoles. Luego agregue una o dos cucharadas de agua si el frasco está seco. Continúe cocinando y revolviendo de vez en cuando, hasta que la mezcla esté caliente, unos 1 o 2 minutos.

3. Dividir la batata y cubrirla con la mezcla de frijoles y col rizada. Mezcle 2 cucharadas de agua y humus en un pequeño plato. Añada agua si es necesario para obtener la consistencia deseada. A continuación, rocíe la batata rellena con la vinagreta de humus.

Merienda (a cualquier hora): 1 ciruela mediana

Día 12

Desayuno: Idli de avena

Ingredientes :

Para la mezcla frita

- Zanahoria, finamente picada (1 taza)
- Hojas de cilantro, picadas (1/2 taza)
- Urad dal (1 cucharadita)
- Aceite (1 cucharada)
- Semillas de mostaza (1 cucharadita)
- Polvo de cúrcuma (1/2 cucharadita)
- Chana dal (1 cucharadita)
- Guindilla verde (1 pieza)
- Una pizca de sal

Para la avena

- Avena (2 tazas)

Para la masa de Idli

- Cuajada (2 tazas)
- Sal (1 cucharadita)
- Una pizca de sal de fruta

Las instrucciones:

Para la mezcla frita

1. Caliente el aceite a fuego medio. Añada las semillas de mostaza y déjela crujir.

2. Añada el urad y el chana dal, luego los pimientos verdes y el polvo de cúrcuma. Mézclelos bien y fríalos hasta que se vuelvan marrón claro.

3. Luego agregue las hojas de cilantro y las zanahorias (finamente picadas). Mezcle bien todos los ingredientes y añada una pizca de sal. Cocine de 1 a 2 minutos.

4. Déjelo enfriar durante varios minutos antes de añadirlo a la masa de Idli. Póngalo a un lado.

Para el polvo de avena

1. Coloca la avena (2 tazas) en la sartén; tuéstala en seco durante unos 5 minutos o hasta que esté dorada.

2. Deja que se enfríe. Molerlo para hacer la avena.

Para la masa de Idli...

1. Transfiera el polvo de avena preparado a un tazón grande. Añada la mezcla frita y una pizca de sal. Combínalos bien.

2. Añadir la cantidad necesaria de cuajada y remover bien en una dirección mientras se añada una pizca de sal de frutas.

3. Prepara una masa de espesor medio. Déjalo cubierto por varios minutos.

4. Engrasar los moldes de Idli con ghee usando un cepillo.

5. Vierte la masa de avena Idli en cada sartén. Entonces ponlos en el barco de vapor.

6. Cúbrelo con una tapa. Cocina al vapor durante unos 15 minutos a fuego medio.

7. Comprueba si el Idli está bien cocinado después de 15 minutos.

Desayuno: Pollo con corteza de quinua picante

Ingredientes :

- Clara de huevo, batida (2 piezas)
- Quínoa (1/2 taza)
- Queso parmesano rallado (4 cucharadas)
- Jugo de lima (1 cucharada)
- Agua (1 taza)
- Comino (1 cucharadita)
- Pimentón (1/8 de cucharadita)
- Pimienta negra (1/4 de cucharadita)
- Polvo de chile (1 cdta.)
- Sal (1/4 de cucharadita)
- Pimienta de cayena (1/4 cdta.)

- 4 oz. de pechugas de pollo deshuesadas y sin piel (4 pedazos.)
- Opcional: cilantro, aderezo ranchero ligero, cuñas de lima

Las instrucciones:

1. Precalienta el horno a 150 grados centígrados y cubra una hoja de horno con borde con papel pergamino. Póngalo a un lado.

2. Calentar una cacerola a fuego alto. Añada un vaso de agua. Añada la quínoa. Hervir. Después de hervir, baje el calor a bajo. Cúbrelo y cocínalo durante unos 8 o 10 minutos o hasta que la quínoa esté cocida.

3. Retire la quínoa del fuego y déjela reposar durante 5 minutos. Averigüe. Añada sal, pimentón, comino, pimienta de cayena, chile en polvo y pimienta.

4. Esparcir la quínoa cocida uniformemente en una bandeja de hornear y asarla durante 20 a 35 minutos, o hasta que esté seca.

5. Deje que la quinua asada se enfríe lo suficiente para su manipulación y transfiérala a un plato o bol poco profundo.

6. Descarte el papel de pergamino; siga horneando la hoja. Cúbrelo con papel de aluminio. Luego rocíe con spray de cocina antiadherente. Aumente el calor del horno a 180 grados centígrados.

7. En otro tazón, bata el jugo de lima y la clara de huevo.

8. Sumerja cada pechuga de pollo en la mezcla de huevos y cúbrala con la quínoa asada. Presione ligeramente para adherirse en todos los lados.

9. Coloque las pechugas de pollo cubiertas en una bandeja de hornear. Coloque una cucharada de queso en cada uno y hornee en el horno de 16 a 18 minutos.

10. Servir con un trozo de lima, aderezo ranchero y cilantro para adornar (opcional).

Cena: A su elección.

Merienda: 1 taza de frambuesas

Día 13

Desayuno: Tortilla mediterránea

Ingredientes :

- o Huevos (3 en total)
- o Orégano (1 cucharada)
- o Cebolla blanca (2 cucharadas)
- o Aceite de oliva (2 cucharadas)
- o Aceitunas (2 cucharadas)
- o Espinacas, blanqueadas en mantequilla (1 cucharada)
- o Pimienta y sal a gusto

Las instrucciones:

1. Bata ligeramente los huevos y añada pimienta y sal.
2. Caliente el aceite en una sartén y cocine los huevos batidos.
3. Tome un tenedor y revuelva suavemente los huevos.
4. Esparza espinacas, orégano, cebollas y aceitunas encima y dobla.
5. Una vez hecho, doble la tortilla.

Almuerzo: Tomates verdes horneados

Ingredientes :

- Tomates verdes, unos tres grandes (1 libra ½)
- Panko pan rallado (1/2 taza)
- Queso parmesano bajo en grasa (1/4 de taza)
- Suero de leche bajo en grasa (1/3 de taza)
- Harina de linaza molida (1/4 de taza)
- Páprika (1/4 de cucharadita)
- Pimienta de cayena (1/2 cucharadita)
- Ajo en polvo (1/4 de cucharadita)
- Cebolla en polvo (1/4 de cucharadita)
- Salsa picante (1 cucharadita)
- Sal y pimienta al gusto

Las instrucciones:

1. Precaliente el horno a 180 grados centígrados y cubra ligeramente una bandeja de hornear con spray de cocina antiadherente. Póngalo a un lado.

2. Corta los tomates en 12 rodajas de ¼ a ½ pulgadas.

3. Instale dos tazones poco profundos. Llene uno con salsa picante y suero de leche. En el otro tazón, mezclar el pimentón, el parmesano, el ajo en polvo, la cebolla en polvo, el lino, la pimienta de cayena, el lino, la pimienta y la sal.

4. Sumerja cada rodaja de tomate en la mezcla de suero de leche, dejando caer el exceso y transfi-

riéndolo a la mezcla panko. Presione ligeramente el pan rallado sobre el tomate por ambos lados.

5. Disponga las rodajas de tomate en una sola capa en una bandeja de hornear. Hornee durante unos 25 o 30 minutos. Vuelva a la mitad del camino.

Cena: Delgadez de los envoltorios de lechuga tilapia

Ingredientes :

- Tomates cortados en cubos (2 tazas)
- Filetes de tilapia (2 libras)
- Grandes hojas de lechuga romana (8 piezas)
- Cebolla, en cubitos (1 pc)
- Ajo picado (2 cucharadas)
- Repollo rojo rallado (1 taza)
- Cilantro fresco picado (1/4 de taza)
- Aceite de oliva extra virgen (1 cucharadita)
- Jugo de lima (2 cucharadas)
- Aguacate pelado y cortado en rebanadas finas (1 pc)
- Pimiento serrano, sin semillas y cortado en dados (o pimienta de jalapeño) - 1 ud.
- Sal (1/4 de cucharadita)
- Pimienta negra al gusto

Instrucciones

1. Caliente una sartén grande a fuego medio. Añada el aceite, el pimiento serrano, las cebollas y el ajo. Cocine de 2 a 4 minutos o hasta que las cebollas empiecen a ablandarse.

2. Añada el pescado a la sartén. Cocine de 3 a 4 minutos de cada lado o hasta que el pescado se vuelva blanco y se desmenuce rápidamente con un tenedor.

3. Ponga la calefacción a baja temperatura. Romper la tilapia con una espátula o doblarla en la sartén. Añada el jugo de lima, pimienta y sal, cilantro y tomates y mézclalo suavemente. Cocine durante otros 3 o 4 minutos.

4. Vierta 1/3 de taza de la mezcla de tilapia en cada hoja de romero y adorne uniformemente las rodajas de aguacate y la col roja.

5. Cada rollo de lechuga está hecho con 4 onzas de tilapia, ¼ aguacate y 2 cucharadas de col roja.

Merienda (a cualquier hora): 1 plátano grande

Día 14

Desayuno : Pancakes de espinacas

Ingredientes :

Pancakes

- Harina de trigo integral (100g)
- Leche (100mL)
- Yogur, batido (150 ml)
- Huevo (1pc)
- Amarillo (1pc)
- Aceite vegetal (1 cucharada)
- Agua (3 cucharadas)
- Una pizca de nuez moscada, rallada
- Hojas de espinaca, escurridas, picadas en pasta, blanqueadas (1/2 kg)

6. Vinagreta

    - Ensalada / aceite de oliva (3 cucharadas)
    - Una pizca de azúcar
    - Una pizca de polvo de mostaza
    - Sal y pimienta
    - Jugo de limón (1 cucharada)
    - Ajo picado (1/2 cucharadita)

7. Relleno

- Cuajada batida y colgada (250 g)
- Queso rallado (100 g)
- Aceite (1 cucharada)
- Huevo (1 pc)
- cebolletas, en rodajas (3 cucharadas)
- Setas salteadas (250 g)
- Perejil picado (2 cucharadas)
- Una pizca de polvo de chile
- Sal y pimienta

Las instrucciones:

Pancakes

1. Tamiza la harina en un tazón. Batir en huevo, agua, cuajada y aceite. Luego agregue la nuez moscada, la pasta de espinacas y el condimento. Reserve para 30 minutos.

Vinagreta

1. Bata los ingredientes del aderezo juntos. Mezclar con hierbas y condimentos, y tomates.

8. Relleno

    1. Calentar el aceite y saltear las cebollas durante 2 o 3 minutos.

2. Bata las cebollas en el yogur con el resto de los ingredientes, pero primero use la mitad del queso.

3. Vierta un poco de masa en la sartén con aceite para formar un panqueque delgado - Cocine durante unos 2 minutos por cada lado.

4. Esparza una cucharada de relleno en cada panqueque. Doblarlas.

5. Colóquelo en una fuente para horno con mantequilla, espolvoree el queso restante y hornee a 180 grados centígrados durante 15 minutos.

6. Servir caliente.

Almuerzo: Ensalada de tomate

Ingredientes :

- Hojas de albahaca desgarradas (3 cucharadas)
- Tomates cereza (1/2 kg)
- Sal y pimienta

Las instrucciones:

1. Mezcle los tomates cereza y las hojas de albahaca desgarradas. Añada sal y pimienta.

Cena: Guisantes verdes Upma

Ingredientes :

Guisantes verdes de Upma

- Sémola asada (1 taza)
- Cebolla finamente picada (1 ud.)

- Guisantes verdes (1/4 de taza)
- Pimientos verdes, finamente picados (2 nos)
- Agua caliente (2 tazas)
- Hojas de curry (1 hebra)
- Jengibre rallado (1 ramita)
- Semillas de mostaza (3/4 cdta.)
- Aceite de oliva extra virgen (1 cucharada)

Las instrucciones:

1. Caliente el aceite en una sartén de fondo grueso. Añada las semillas de mostaza. Deje que crezca.
2. Añada el jengibre rallado y las hojas de curry. Saltear hasta que el aroma a jengibre crudo desaparezca.
3. Añada la cebolla finamente picada y saltéela hasta que esté translúcida. Añada los pimientos verdes y fríalos durante 2 minutos.
4. Añada la sémola, ligeramente tostada. Añada los guisantes. Saltee durante 2 minutos y añada agua caliente después.
5. Añada sal al gusto. Luego revuelva para evitar que se formen bultos.
6. Cúbralo y cocínelo a fuego muy bajo. Cocine hasta que el agua se absorba y los guisantes verdes y la sémola se cocinen.

9. Merienda (a cualquier hora): 1 taza de pepino

Día 15

Desayuno: Gachas de avena con almendras y plátano

Ingredientes :

- Avena (1/4 de taza)
- Leche (1 taza)
- Plátano, picado (1/2)
- Dátiles, picados (1 cucharada)
- Miel (1 cucharada)
- Semillas de Chía (1 cucharadita)
- Almendras en rodajas (2 cucharaditas)
- Canela en polvo (2 cucharaditas)
- hilo de azafrán (1 ud.)

Las instrucciones:

1. Remoje la avena en agua durante varios minutos; remoje las semillas de chía en otro tazón con agua durante 10 minutos.

2. Caliente la sartén a fuego medio y añada leche. Añada dátiles, canela, plátano y almendras.

3. Añada el hilo de azafrán a la leche. Añada la avena después de 30 segundos - Cocine con la leche durante 1 minuto.

4. Cuando la avena esté bien cocida y la avena (gachas) tenga la consistencia adecuada, retire la sartén del fuego y vierta las gachas en un recipiente de servir.

5. Mezcle la miel en la avena y adorne con semillas de chía.

Desayuno: Sopa de col y judías

Ingredientes :

- Papas peladas y cortadas en cubos (2 tazas)
- Cebollas picadas (2 piezas, medianas)
- Col rizada y picada gruesa (1 manojo)
- Aceite de oliva (1 cucharada)
- Ajo picado (4 dientes)
- sazonador italiano (1 cucharadita)
- Frijoles Cannellini, enjuagados y escurridos (1 lata, 15 oz.)
- Agua (1 taza ½)
- Caldo de verduras (3 tazas ½)
- Pimienta (1/2 cucharadita)
- Tomates cortados en dados, sin escurrir (1 lata, 12 oz.)
- Pimentón (1 cucharadita)
- Hoja de laurel (1 ud.)

Las instrucciones:

1.   En un horno holandés, saltee las patatas y las cebollas en aceite hasta que estén tiernas. Añade el ajo y cocina un minuto más.

2.   Añada el caldo, el agua, el pimentón, el laurel, la col rizada, el condimento italiano, los tomates y la pimienta y ponlo a hervir. Baje la calefacción. Cubrir y cocer a fuego lento durante 50-60 minutos o hasta que la col rizada se ablande.

Enfriar un poco. Descarte la hoja de laurel. Ahora, en una licuadora, mezcle 3 tazas de sopa hasta que esté suave. Vuelva a la sartén y añada los frijoles. Entonces caliente a través.

Cena: Ensalada crujiente de brócoli

Ingredientes :

- Flores de brócoli fresco (alrededor de 1 lb, 8 tazas)
- Arándanos secos (1/2 taza)
- Semillas de girasol (1/4 de taza)
- Aceite de canola (3 cucharadas)
- Tiras de tocino cocido y desmenuzado (3 tiras)
- Cebolla de verdeo en rodajas finas (1 manojo)
- Azúcar (2 cucharadas)
- Vinagre de arroz sazonado (3 cucharadas)

Las instrucciones:

5. En un gran tazón, combine los arándanos, el brócoli y las cebollas de verdeo. Por otro lado, en un pequeño tazón, bata el vinagre, el azúcar y el aceite hasta que se mezclen bien.

6. Llovizna sobre la mezcla de brócoli y la arroja a la capa.

7. Refrigerar hasta que esté listo para servir.

8. Espolvorear con tocino y semillas de girasol antes de servir.

9. Merienda (a cualquier hora): Yogur griego

Día 16

Desayuno: Cereales con bayas y plátano (1 taza de cereales rallados de trigo normal con ½ taza de leche sin grasa. Añada un plátano en rodajas medianas y ½ taza de arándanos)

Almuerzo: Enchiladas de espinacas y brócoli

Ingredientes :

- Aceite de oliva (2 cucharaditas)
- 1% de queso cottage (1 taza)
- Cebolla picada (1 ud., mediana)
- Ajo en polvo (1/2 cucharadita)
- Tortillas de harina - recalentadas (8 piezas, 8 pulgadas)
- Salsa picante, dividida (1 taza)
- Espinacas picadas congeladas, descongeladas y prensadas en seco (1 paquete, 10 oz.)
- Comino molido (1/2 cucharadita)
- Queso cheddar bajo en grasa rallado, dividido (1 taza)
- Brócoli fresco, finamente picado (1 taza)

Las instrucciones:

1. Precaliente el horno a 350 grados. En una gran sartén antiadherente, cocine la cebolla en aceite, revolviendo hasta que esté tierna a fuego medio. Añada el brócoli, las espinacas, el ajo en polvo, 1/3 de

taza de salsa picante y el comino. Caliente los ingredientes.

2.   Quítelo del calor. Añada a ½ una taza de queso cheddar y requesón. Coloque alrededor de 1/3 de taza de la mezcla de espinacas en el centro de cada tortilla. Enróllelo y póngalo en una bandeja de hornear con spray de cocina. Ponga el resto de la salsa picante por encima.

3.   Cúbralo y hornéelo durante 20 o 25 minutos o hasta que se caliente. Destap y espolvoree con el queso restante. Hornee durante 5 minutos más o hasta que el queso se derrita.

Cena: Pollo con manzana y nuez (menos tocino)

1.   **Ingredientes :**

- Manzana rallada, bien empaquetada (1/4 taza)
- Pechugas de pollo deshuesadas y sin piel (1 libra)
- Nueces, picadas (1/2 taza)
- Humus (3 cucharadas)
- Tocino en dados (1 loncha) – opcional

Las instrucciones:

1.   Precaliente el horno a 200 grados centígrados.

2.   Ponga la manzana rallada en un tazón de papel. Presione para eliminar el ex-ceso de humedad.

3. Mezcle el tocino, la manzana y el humus en una pequeña cacerola.

4. Seque el pollo con toallas de papel (o puede frotarlo ligeramente con harina para cubrirlo). Colóquelo en una bandeja de hornear.

5. Esparza la mezcla de humus sobre el pollo para cubrirlo.

6. Adorne con nueces y presione ligeramente el humus para que se peguen.

7. Hornee a 200 grados centígrados durante 20 minutos o hasta que el pollo esté bien cocido.

Merienda: Un puñado de anacardos simples

Día 17

Desayuno: Bebida de yogur

Ingredientes :

- Cubos de hielo (2 tazas)
- Yogur de vainilla (2 tazas)
- Yogur de melocotón (2 tazas)
- Leche sin grasa (1/2 taza)
- Jugo de naranja concentrado descongelado (1/2 taza)

Las instrucciones:

1. En una licuadora, combine todos los ingredientes excepto los cubitos de hielo. Cubrir; procesar hasta que esté liso. Añada los cubitos de hielo, cúbralos y mézclelos de nuevo hasta que estén suaves.

Desayuno: Su elección/ favorito

Cena: Ensalada quínoa de colores

Ingredientes

Ensalada

- Quínoa, enjuagada (1 taza)

- Tomates cherry- cortados por la mitad (1 taza)
- Cebollas de verdeo picadas (2 piezas)
- Pepino, sin semillas y picado (1 ud., medio)
- Espinacas frescas, en rodajas finas (2 tazas)
- Agua (2 tazas)
    - Pimienta amarilla, picada (1 pieza, mediana)
    - Pimiento de naranja dulce, picado (1 pieza, mediana)

Vinagreta

- Aceite de oliva (2 cucharadas)
- cáscara de cal rallada (1 cucharada)
- Jugo de lima (3 cucharadas)
- Miel (4 cucharaditas)
- Raíz de jengibre fresco picada (2 cucharaditas)

Las instrucciones:

1. Poner a hervir el agua en una olla grande. Añada la quínoa. Bajar el calor, hervir a fuego lento y cubrir hasta que el líquido se absorba completamente, lo que puede llevar de 12 a 15 minutos. Quitar del fuego, hincharse con un tenedor y transferir a un gran tazón. Enfriar completamente.

2. Revuelva pepino, cebollas verdes, espinacas, pimientos y toma-tes en quínoa. En un pequeño tazón, bata los ingredientes del aderezo hasta que estén bien mezclados. Llovizne sobre la mezcla de quínoa. Revuelva para cubrir y refrigere hasta que esté listo para servir.

Merienda (en cualquier momento): Rodajas de manzana

Día 18

Desayuno: Sándwich de Bagel (3 oz de Bagel de trigo entero con un huevo. Huevo frito en una sartén antiadherente con spray de cocina. Añada ½ rebanada de queso suizo bajo en sodio.

Almuerzo: Salmón al horno con pistachos

Ingredientes :

- Pistachos, picados (1 taza)
- Filetes de salmón (6 piezas, 6 onza cada una)
- Jugo de limón (3 cucharadas)
- Pimienta (1 cdta.)
- Eneldo (1 cucharadita)
- Azúcar morena envasada (1/2 taza)

Las instrucciones:

1. Precaliente el horno a 220 grados centígrados y coloque el salmón en una bandeja de hornear engrasada. Mezcle los otros ingredientes y ponlos sobre el salmón.

2. Hornee sin tapar durante unos 12 a 15 minutos o hasta que el pescado se desmenuce fácilmente con un tenedor.

Cena : Tabbouleh con quínoa

Ingredientes :

- Quínoa, enjuagada (1 taza)
- Perejil fresco picado (1/3 de taza)
- Pepino, pelado y picado (1 unidad, pequeño)
- Frijoles negros, enjuagados y escurridos (1 lata, 15 oz.)
- Agua (2 tazas)
- Pimienta (1/2 cucharadita)
- Sal (1/2 cucharadita)
- Jugo de limón (1/4 de taza)
- Aceite de oliva (2 cucharadas)

Las instrucciones:

2.   Poner a hervir el agua en una olla grande. Añada la quínoa. Reducir el calor, cubrir y cocer a fuego lento durante unos 12 a 15 minutos o hasta que el liquido se absorba completamente. Retire del calor y la pelusa con un tenedor. Páselo a un bol y déjalo enfriar.

3.   Añada el pimiento rojo, el pepino, los frijoles y el perejil. En un pequeño tazón, bata los ingredientes restantes y rocíe la ensalada. Deseche el manto.

2. Merienda (a cualquier hora): 5 palitos de apio rellenos de 1 cucharadita de mantequilla de almendra.

Día 19

Desayuno: Batido de col rizada y jengibre

Ingredientes :

- Col rizada fresca (2 tazas)
- Jugo de limón (1 cucharadita)
- Jugo de naranja (1 ¼ taza)
- Raíz de jengibre fresca piada (1 cucharada)
- Manzana, pelada y picada gruesa (1 pieza, mediana)
- Una pizca de pimienta de cayena
- Canela molida (1/8 de cucharadita)
- Hielo (4 cubos)
- Cúrcuma molida (1/8 de cucharadita)

Las instrucciones:

1. Ponga todos los ingredientes en una licuadora y mezcle hasta que esté suave.

Desayuno: Tilapia de ajo con col rizada picante

Ingredientes :

- Col rizada, recortada y picada gruesa (1 manojo, unas 16 tazas)

- Aceite de oliva, dividido (3 cucharadas)
- Sal de ajo (1/2 cucharadita)
- Semillas de hinojo (1 cdta.)
- Frijoles Cannellini, enjuagados y escurridos (1 lata, 15 oz.)
- Agua (2/3 de taza)
- Hojuelas de pimiento rojo trituradas (1/2 cucharadita)
- Ajo picado (2 dientes)
- Filetes de tilapia (4 piezas, 6 onzas cada una)
- Pimienta, dividida (3/4 cdta.)
- Sal (1/2 cucharadita)

Las instrucciones:

1. Caliente una cucharada de aceite a fuego medio en una olla de 6 cuartos. Añada hinojo, chile en escamas y ajo. Cocine y revuelva durante 1 minuto. Añada agua y col rizada y póngala a hervir. Cuézalo a fuego lento y cúbralo durante 10 o 12 minutos o hasta que la col rizada se ablande.

2. En un recipiente separado, espolvoree la tilapia ½ con sal y pimienta de ajo. En una sartén grande, caliente el aceite restante a fuego medio. Añada la tilapia y cocine de 3 a 4 minutos de cada lado o hasta que el pescado comience a desmenuzarse fácilmente con un tenedor.

3. Añada sal, frijoles y el resto de la pimienta a la col rizada. Calor a través, agitando de vez en cuando. Servir con tilapia.

Cena: sobras/favoritos

1. Merienda: Compota de manzana y galletas graham

Día 20

Desayuno: Batido de leche derretido (1 taza de leche descremada mezclada con 3 cucharadas de chocolate en polvo de malta)

Almuerzo: Sartén de col rizada e hinojo

Ingredientes :

- Salchicha de pollo y de manzana totalmente cocidas o salchicha italiana cocidas, cortadas por la mitad a lo largo y rebanadas en medias lunas (1/2 lb.)
- Vino blanco seco o jerez seco (3 cucharadas)
- Aceite de oliva extra virgen (2 cucharadas)
- Pimienta (1/8 de cucharadita)
- Sal (1/8 de cucharadita)
- Ajo picado (2 dientes)
- Bulbo de hinojo, cortado en rodajas finas (1 pc, pequeño)
- Cebolla, en rodajas finas (1 pieza, pequeña)
- Col rizada, cortada y desgarrada en trozos del tamaño de un bocado (1 manojo)

Las instrucciones:

1. Caliente el aceite de oliva en una sartén grande a fuego medio-alto. Añada el hinojo y la cebolla. Cocine y remueva de 6 a 8 minutos. Añada ajo, con-

dimentos, salchicha y jerez. Cocine hasta que la salchicha comience a coagularse, de 4 a 6 minutos.

2. Añada la col rizada, cocine, tapada pero revolviendo de vez en cuando, hasta que la col rizada se ablande. Esto puede llevar de 15 a 17 minutos.

Cena: Ensalada de bayas y nectarinas

Ingredientes :

- Nectarinas, en rodajas (4 piezas, medianas)
- Queso crema bajo en grasa (3 oz)
- Arándanos frescos (1 taza)
- Frambuesas frescas (2 tazas)
- Jugo de limón (1 cucharadita)
- Azúcar (1/4 de taza)
- Jengibre molido (1/2 cucharadita)

Las instrucciones:

1. En un gran tazón, combine las nectarinas con el jugo de limón, el azúcar el jengibre. Refrigerar cubierto durante una hora, agitando una vez.

2. Escurra las nectarinas, pero reserve el jugo. Poco a poco, bata los jugos reservados en el queso crema. Mezcle suavemente las bayas y los néctares. Servir con la mezcla de queso crema.

1. Merienda: Cerezas secas

Día 21

Desayuno: Yogur griego con ½ taza de fresas en rodajas y ¼ taza de almendras en rodajas

Almuerzo: Salmón glaseado

Ingredientes :

- Jugo de piña no endulzado (1/4 de taza)
- Azúcar moreno envasado (1/3 de taza)
- Filetes de salmón (4 piezas, 6 onzas cada una)
- Salsa de soja (2 cucharadas)

Las instrucciones:

1. Forre el molde con papel de aluminio y engrase el papel de aluminio. Aparte.

2. En un pequeño tazón. Combine el jugo de piña, el azúcar moreno y la salsa de soja. Coloque el salmón, con la piel hacia abajo, en la sartén preparada. Ponga la mezcla de la salsa sobre el pescado.

3. Hornee sin tapar en el horno durante 20 o 25 minutos o hasta que el pescado se desmenuce fácilmente con un tenedor.

Cena: Sopa de calabaza

1. **Ingredientes :**

    o Calabaza (500 gramos)

- Cebollas enteras, con piel (2)
- Sal y pimienta
- Capullo de ajo entero, con piel (1)

Las instrucciones:

6. Corte la piel de la calabaza y la corta en cuartos. Córtelos en trozos grandes. Cuanto más grande sea el tamaño, más tiempo tomará la cocción.

7. Hornee en una hoja de horno forrada con papel de pergamino en el horno a 180 grados centígrados durante unos 30-40 minutos, o hasta que la calabaza se ablande.

8. Prepare una gran cacerola en la estufa para hacer la sopa. A continuación, presione la cebolla fuera de su piel en la sartén, junto con la nuez de ajo; deseche la piel. Ponga la calabaza en la cacerola.

9. Añada 1,5 litros de caldo de verduras o de pollo y déjalo hervir durante 5 minutos.

10. Retire del fuego y revuelva con una batidora de varilla hasta que esté suave. Sirva.

Día 22

Desayuno: Tostadas de mantequilla de maní (2 rebanadas de pan integral bajo en sodio con 1 cucharada de mantequilla de maní natural)

Almuerzo: su favorito/elección.

Cena: Cuscús perla con garbanzos y vegetales

Ingredientes :

- Calabacín en dados (1 pieza, grande)
- Comino (1 cucharadita)
- Agua (1 taza ¼)
- Aceite de oliva extra virgen (3 cucharaditas)
- Guisantes congelados, descongelados (1 taza)
- Cuscús perlas de trigo entero (1 taza)
- Jugo de limón (2 cucharadas)
- Cebolletas cortadas (3 piezas)
- Pimienta negra (1/4 de cucharadita)
- Sal (1/2 cucharadita)
- Pistachos sin sal, picados (3 cucharadas)
- Tomate cortado en cubos (1 unidad, grande)
- Garbanzos, escurridos y enjuagados (1 ud., 15,5 onzas)

○ ***Las instrucciones:***

1. En una cacerola mediana, caliente dos cucharaditas de aceite de oliva a fuego medio. Añada el calabacín y saltéelo hasta que se ablande.

2. Añada los guisantes y las cebollas de verdeo. Cocine por otros 2 minutos. Páselo a un tazón y cúbralo con una envoltura de plástico o papel de aluminio para mantenerlo caliente.

3. En la misma cacerola, combinar las cucharaditas restantes de aceite de oliva con el limón, la sal, la pimienta, el comino y el agua y llevar a ebullición. Revuelva el cuscús, cúbralo; baje el fuego a bajo. Cuézalo a fuego lento durante unos 8 o 10 minutos. Asegúrese de revolver de vez en cuando.

1. 4. Añada la mezcla de calabacín y garbanzos. Déjelo reposar 2 minutos. Espolvorear con pistachos y servir.

Día 23

Desayuno: Tortilla mediterránea

Ingredientes :

- Huevos (3 en total)
- Orégano (1 cucharada)
- Cebolla blanca (2 cucharadas)
- Aceite de oliva (2 cucharadas)
- Aceitunas (2 cucharadas)
- Espinacas, blanqueadas en mantequilla (1 cucharada)
- Pimienta y sal a gusto

Las instrucciones:

1. Bata los huevos suavemente y añada pimienta y sal.
2. Caliente el aceite en una sartén y cocine los huevos batidos en ella.
3. Tome un tenedor y revuelva los huevos ligeramente.
4. Esparza espinacas, orégano, cebollas y aceitunas encima y doble la tortilla .
5. Una vez hecho, dóblela de nuevo .

Almuerzo: Pieles de batata con pollo chipotle

Ingredientes :

- batatas medianas (3)
- Pechuga de pollo deshuesada y sin piel (3/4 de libra)
- Pimiento chipotle entero, fnamente picado (3)
- Espinacas (2 tazas)
- Yogur griego, para servir (1 cucharada)
- Jugo de lima fresco (2 cucharadas)
- Aceite de oliva (1/4 de taza)
- Polvo de chile (2 cdtas.)
- Orégano seco (1 cdta.)
- Queso cheddar blanco fuerte rallado (5 onzas)
- Comino (1 cucharadita)
- Ajo, rallado o picado (2 dientes)

Las instrucciones:

1. Precaliente el horno a 180 grados centígrados. Lave las batatas y pínchelas por todas partes con un tenedor. Colóquelas en el horno para que se horneen durante unos 50-60 minutos o hasta que el tenedor se ablande.

2. A continuación, coloque el pollo en un plato para hornear. Frote con una cucharada de aceite de oliva, pimienta y sal. Poner en el horno con las patatas y hornear durante unos 25 minutos. Deje enfriar y desmenuce el pollo

con las manos o con un tenedor. Cuando las patatas se corten por la mitad, déjelas enfriar durante 5-10 minutos.

3. Mientras tanto, combine el jugo de lima, los pimientos chipotle, el aceite de oliva, el comino, la sal, la pimienta, el chile n polvo, el orégano y el ajo en un tazón mediano. Póngalo a un lado.

4. Saltee las espinacas en una pequeña sartén a fuego medio. Mezcle el pollo desmenuzado con las espinacas. Apartar y manténgalo caliente.

5. Sube el horno a 200 grados centígrados. Raspar la batata de su cáscara; dejar una capa media de carne dentro con la cáscara para que se sostenga por sí sola - colocarla en un plato de hornear.

6. 6. Cepille las cáscaras de las patatas con un poco de salsa de chipotle. Hornee de 5 a 10 minutos o hasta que esté crujiente. Mientras cocinan, mezclen el pollo, la salsa de chipotle y las espinacas. Quite las pieles del horno y rellénelas con la mezcla de pollo. Entonces cúbralo con queso rallado. Hornee otros 10 minutos o hasta que el queso se derrita y la piel esté crujiente y caliente.

8. Sirva con yogur griego y cilantro fresco picado si lo desea.

Cena: Tostadas de frijoles blancos y aguacate

Ingredientes :

- Aguacate, triturado (1/4)
- Pan integral, tostado (1 rebanada)
- sal kosher
- Pimienta del molino
- Pimiento rojo, triturado (opcional)
- Frijoles blancos enlatados, enjuagados y escurridos (1/2 taza)

Las instrucciones:

1. Adorne las tostadas de trigo integral con frijoles blancos y puré de aguacate.
2. Sazonar con una pizca de pimienta, sal y pimienta roja triturada.
3. Añada a su cena ½ taza de rodajas de pepino y 1 ½ taza de verduras mixtas.

Día 24

Desayuno: Tostadas de batata con plátano, mantequilla de almendras y patatas fritas de coco tostadas.

Ingredientes:

- Plátano, pelado y cortado en rodajas finas (1 pieza, grande)
- Batatas (2 piezas, medianas, alrededor de 1 libra en total)
- Chips de coco asado (1/4 de taza)
- Mantequilla de almendra (4 cucharadas)
- Aceite de coco, derretido (1 cucharada)
- Sal fina

Las instrucciones:

1. Precaliente el horno a 230 grados centígrados.

2. Corte los cuatro lados largos de cada batata en cuadrados y pongalos en una tabla de cortar. Luego córtelas a lo largo en pedazos de unos 5x2 pulgadas de grosor, ½ pulgadas. En un tazón mediano, mezcle los trozos de batata con una pizca de sal y aceite de coco y mézclelos suavemente para cubrirlos. Extiéndalos en una bandeja de hornear y áselos (dales la vuelta a la mitad) hasta que estén tiernos y dorados. Esto puede llevar unos 15 minutos.

3. Esparza la mantequilla de almendra en la tostada y adorna cada una con una rebanada de plátano. Luego espolvoréelos con coco tostado.

Almuerzo: Curry rojo con verduras

Ingredientes :

- Leche de coco baja en grasa (1 lata, 14 onzas)
- Pasta de curry rojo tailandés (1 a 2 cucharaditas)
- Aceite de canola, dividido (4 cucharaditas)
- Cilantro fresco, picado (1/3 de taza)
- Tofu extra firme, enjuagado, secado y cortado en cubos de 1 pulgada (1 paquete, 14 onzas)
- Caldo de verduras o de pollo bajo en sodio (1/2 taza)
- Azúcar moreno (1 cucharada)
- Judías verdes, recortadas y cortadas en trozos de 1 pulgada (1/2 lb)
- batata, cortado en cubos de 1 pulgada (1 lb.)
- Sal (1/2 cucharadita)
- Cal, cuarteada (1 pc)
- Jugo de lima (2 cucharaditas)

Las instrucciones:

1. En una gran sartén antiadherente, calentar 2 cucharaditas de aceite a fuego medio-alto. Añada tofu y cocina. Asegúrese de remover cada 2-3 minutos, o hasta que se ponga marrón, lo que puede llevar 6-8 minutos en total. Transferirlo a una hoja para hornear.

2. Caliente las 2 cucharaditas restantes de aceite a fuego medio-alto. Añada la batata y cocina. Revuelva ocasionalmente durante 4-5 minutos o hasta que se ponga marrón. Añada caldo, leche de coco y pasta de curry. Poner a hervir.

3. Reduzca el calor a bajo y cocine tapado. Revuelva ocasionalmente durante unos 4 minutos o hasta que la batata esté apenas tierna. Añada las judías verdes, el tofu y el azúcar moreno. Vuelva a hervir a fuego lento y cocine a cubierto. Revuelva ocasionalmente hasta que las judías verdes estén tiernas y crujientes, de 2 a 4 minutos. Añada la sal y el zumo de lima.

4. Espolvorear con cilantro. Servir con gajos de lima.

Cena: Polenta cremosa de gorgonzola con salsa de calabaza de verano

Ingredientes :

- Queso Gorgonzola desmenuzado (2/3 de taza)
- Caldo de verduras, o caldo de pollo bajo en sodio, dividido (2 latas, 14 oz.)

- Calabacín cortado por la mitad a lo largo y en rodajas (2 piezas, pequeñas)

- Albahaca fresca, picada (1/4 de taza)

- Aceite de oliva extra virgen (2 cucharadas)

- Harina de maíz (3/4 de taza)

- Calabaza amarilla de verano cortada por la mitad a lo largo y en rodajas (2 piezas, pequeñas)

- Agua (1 taza)

- Ajo picado (3 cucharadas)

- Harina (2 cucharadas)

- Pimienta recién molida (1/2 cucharadita)

Las instrucciones:

1. Mezcle 2 ½ del caldo con una taza de agua en una pequeña cacerola. Poner a hervir. Luego agrega pimienta y harina de maíz, batiendo lentamente hasta que la mezcla esté suave. Reducir el calor a bajo, cubrir y cocinar, pero revolviendo de vez en cuando hasta que la mezcla se vuelva muy espesa y ya no sea granulada, unos 10-15 minutos. Añada Gorgonzola. Quítelo del calor de nuevo.

2. Mientras tanto, en una gran sartén antiadherente, caliente el aceite a fuego medio-alto. Añada el ajo y cocina. Revuelva ocasionalmente hasta que comience a ablandarse y a dorarse en algunos lugares. Espolvoree la harina sobre las verduras. Revuelva para cubrir.

1.   3. Añada la taza de caldo restante y ponlo a hervir. Revuelva a menudo. Entonces reduce el calor a medio-bajo y hierve a fuego lento. Revuelva de vez en cuando hasta que la mezcla se espese y las verduras se ablanden. Revuelva la albahaca. Sirve la salsa sobre la polenta.

Día 25

Desayuno: Pancakes crujientes

Ingredientes :

- Granola (1/2 taza)
- Semillas de Chía (1 cucharada)
- Linaza (1 cucharada)
- Semillas de girasol (1 cucharada)
- Azúcar moreno (2 cucharadas)
- Mantequilla para freír
- Huevos (2 piezas, grandes)
- Mezcla para pancakes de grano entero (2 tazas)
- Aceite vegetal (2 cucharadas)
- Leche (1 ½ taza)

10.

Las instrucciones:

1. Prepare la masa mezclando la mezcla para pancakes, el aceite, la leche, los huevos y el azúcar moreno en un tazón grande. Agrega la linaza, las semillas de girasol, las semillas de chía y la granola.

2. Calienta una sartén o una bandeja de hornear antiadherente a fuego medio y añade un poco de mantequilla. Coloque alrededor de ¼ una taza de masa en cada pancakes y fría por ambos lados hasta

que se dore. Continúe con la masa restante. Puede añadir más mantequilla si es necesario.

Almuerzo: Ensalada de lentejas con limón y salmón

Ingredientes :

- Salmón escurrido y desmenuzado (2 latas, 7 onzas), salmón desmenuzado cocido (1 ½ taza)
- Lentejas enjuagadas (1 lata, 15 onzas) o lentejas verdes o marrones cocidas (3 tazas)
- Pepino, cortado en cubos, sin semillas (1 taza)
- Jugo de limón (1/3 taza)
- Aceite de oliva extra virgen (1/3 taza)
- Cebolla roja finamente picada (1/2 taza)
- Sal (1/4 cucharadita)
- Eneldo fresco picado (1/3 de taza)
- Pimiento rojo, sin semillas y cortado en cubos (1 unidad, mediana)
- mostaza de Dijon (2 cucharaditas)
- Pimienta recién molida a gusto

Las instrucciones:

1. En un tazón grande, bata la mostaza, la pimienta, el jugo de limón, el eneldo y la sal. Poco a

poco, bátelo en aceite. Añada el pepino, el salmón, el pimiento, la cebolla y las lentejas. Descarta el abrigo.

2. Para cocinar las lentejas, colóquelas en una cacerola y cúbralas con agua. Hervir.

3. Reduzca el fuego para que hierva a fuego lento y cocine hasta que estén tiernas, unos 20 minutos para las lentejas verdes y 30 minutos para las lentejas marrones. Escurrir y enjuagar con agua fría.

Cena: Mejillones al vapor en caldo de tomate

Ingredientes :

- Mejillones cepillados y recortados (3 libras)
- Vino blanco seco (1 taza)
- Aceite de oliva extra virgen (1 cucharadita)
- Perejil fresco picado (2 cucharaditas)
- Tomates ciruela maduros, sin semillas y picados gruesos (6 piezas)
- Ajo, finamente picado (4 dientes)

Las instrucciones:

1. En una cacerola grande, caliente el aceite a fuego lento con una tapa bien ajustada. Añada el ajo y cocina. Revuelva durante unos 3 minutos o hasta que se dore. Añada los tomates, aumente el calor a alto y revuelva durante otro minuto. Vierta el vino y póngalo a hervir.

1. 2. Añada los mejillones, cúbralos y póngalos al vapor. Agitar la sartén vigorosamente de vez en cuando hasta que todos los mejillones se hayan

abierto. Descarte los mejillones que no se abran. Pase los mejillones a un recipiente de servir. Vierta el caldo sobre los mejillones y espolvoree con perejil.

Día 26

Desayuno: Yogur y un trozo de pan integral

Almuerzo: Ensalada crujiente de pera y apio

Ingredientes:

- Vinagre de frambuesa, pera, sidra u otra fruta
- Nueces picadas, tostadas (1/2 taza)
- Lechuga mantecosa u otra (6 piezas, grandes)
- Pequeños dados de queso Cheddar (1 taza)
- Miel (2 cucharadas)
- Apio, cortado y dividido por la mitad a lo ancho (4 tallos)
- Sal (1/4 de cucharadita)
- Pimienta recién molida a gusto
- Peras maduras, preferiblemente Anjou o Bartlett rojo, en dados (2 piezas)

Las instrucciones:

1. Remoje el apio en un tazón de agua helada durante 15 minutos. Escurrir y secar. Cortar en trozos de media pulgada.

2. Bata la miel, la salsa y el vinagre en un tazón grande hasta que se mezclen. Añada las peras, revuelva suavemente para cubrirlas. Luego agregue el queso, el apio y las nueces - revuelva para mezclar - sazone con pimienta.

3. Divida las hojas de lechuga entre seis platos y adórnelas con una porción de ensalada. Servir frío o a temperatura ambiente.

Cena: Sopa de pollo para los amantes de las verduras

Ingredientes :

- Vino blanco seco (1/4 de taza)
- Espinaca bebé empaquetada (1 taza ½)
- Tomates ciruela, picados (2 piezas)
- Chalote, finamente picado (1 pieza, grande)
- Calabacín, cortado en pequeños cubos (1 pieza, pequeña)
- Orzo, u otra pasta diminuta como farfalle (2 cucharadas)
- mezcla de condimentos italianos (1/2 cucharadita)
- Aceite de oliva extra virgen (1 cucharada)
- Pollo tierno, cortado en trozos del tamaño de un bocado (8 oz.)
- Caldo de pollo bajo en sodio (1 lata, 14 oz.)

Las instrucciones:

1. En una cacerola grande, caliente el aceite a fuego medio-alto. Añada el pollo y cocina. Revuelva ocasionalmente durante 3-4 minutos o hasta que se ponga marrón. Transfiéralo a un plato.

2. Añada chalota, sal, condimento italiano y calabacín. Cocine, revolviendo a menudo, durante 2-3 minutos o hasta que las verduras se ablanden ligeramente. Añada caldo, tomates, orzo y vino. Aumentar el calor a alto y hervir, revolviendo de vez en cuando.

3. Reduzca el fuego a fuego lento y cocine hasta que la pasta esté tierna o como se indica en el paquete.

4. Revuelva el pollo, incluyendo cualquier jugo que se haya acumulado. Añada espinacas. Cocina y revuelva hasta que el pollo se haya calentado por completo.

Día 27

Desayuno: Bruschetta de fresa

Ingredientes :

- Jugo de limón (2 cucharaditas)
- Pan integral (4 rebanadas gruesas)
- Mascarpone (queso crema italiano), 4 cucharas soperas
- Cáscara de limón rallada (1 cucharadita)
- Fresas peladas, cortadas o en rodajas (3 tazas)
- Azúcar moreno claro (6 cucharadas)

Las instrucciones:

1. Tostar el pan en una tostadora.

2. Mientras tanto, caliente una gran sartén a fuego fuerte. Añada la cáscara de limón, el jugo de limón y el azúcar. Cocine y remueva hasta que el azúcar se derrita y la mezcla comience a burbujear. Añada las fresas y revuelva hasta que el zumo empiece a burbujear y las bayas se calienten.

3. Esparce una cucharada de mascarpone en cada pieza o tostada. Cubrirlo con las fresas calientes.

Almuerzo: Coles de Bruselas con vinagreta de limón y nueces

Ingredientes :

- Coles de Bruselas, recortadas y cortadas en cuartos (1 libra)
- Granos enteros o mostaza de Dijon (1 cucharadita)

- Chalota picada (1 cucharada)
- Jugo de limón (1 cucharada)
- Cáscara de limón recién rallada (1/4 de cucharadita)
- Aceite de nuez (2 cucharadas)
- Sal (1/4 de cucharadita)
- Pimienta recién molida a gusto

Las instrucciones

2. Ponga las coles de Bruselas en una cesta de vapor y cocínelas en una cacerola grande con 1 pulgada de agua hirviendo hasta que estén tiernas, unos 7 u 8 minutos.

3. Mientras tanto, bata la chalota, el aceite, la mostaza, la cáscara de limón, la pimienta y la sal en un tazón mediano. Añada los brotes al vendaje. Revuelva para cubrir.

Cena: Ensalada de mango, espinacas y aguacate

Ingredientes :

Ensalada

- Radicchio, desgarrado en trozos del tamaño de un bocado (1 ½ taza)
- Aguacate, en rodajas (1 pieza, mediana)
- Mango maduro, en rodajas (1 pieza, pequeña)
- Hojas de espinaca bebé (10 tazas, unas 8 onzas)
- Rábanos rojos, en rodajas (8-12 piezas, pequeñas/1 manojo)
- Pimienta recién molida a gusto

27. Vinagreta

- mostaza de Dijon (1 cucharadita)
- Vinagre de vino tinto (1 cucharada)
- Jugo de naranja (1/3 de taza)

- Aceite de canola, aceite de avellana o aceite de almendra (2 cucharadas)
- Sal (1/4 de cucharadita)

Les instrucciones :

1. Para la vinagreta, bata la mostaza, el jugo de naranja, el aceite, la sal y la pimienta en un tazón.

2. Para la ensalada, justo antes de servir, combine los rábanos, el radicchio, las espinacas y el mango en un gran tazón. Añada el vendaje y tíralo al abrigo. Adorne cada porción con rodajas de aguacate.

Día 28

Desayuno: tostadas con salsa y huevo

- Dos cucharadas de salsa
- Una rebanada de pan integral, tostado
- 1 huevo grande cocinado en ¼ cucharadita de aceite de oliva o cubrir la sartén con una fina capa de spray de cocina. Sazonar con una pizca de pimienta y sal kosher.

Almuerzo: Ensalada de verduras y frijoles

Ingredientes :

- Aguacate, cortado en cubos (1/2 pc)
- Frijoles blancos, enjuagados (1/3 de taza)
- Verdes mixtos (2 tazas)
- Verduras de su elección (pruebe con tomates y pepinos (3/4 de taza)

Las instrucciones :

1. Mezcle todos los ingredientes y adorne la ensalada con una cucharada de vinagre de vino tinto, pimienta recién molida y aceite de oliva.

28. Cena: Col rizada con mostaza y manzanas

    29. **Ingredientes :**

- Vinagre de sidra (2 cucharadas)
- Aceite de oliva extra virgen (1 cucharada)

- Azúcar moreno (2 cucharaditas)
- Col rizada, sin costillas, cortada en trozos grandes (1-1 ½ lbs)
- Mostaza de grano entero (4 cucharaditas)
- Agua (2/3 de taza)
- Manzanas Granny Smith, en rodajas (2 piezas)
- Una pizca de sal

Las instrucciones:

1. Caliente el aceite en un horno holandés a fuego medio. Añada la col rizada y cocine. Revuelva con dos cucharadas grandes durante aproximadamente 1 minuto o hasta que se ponga verde brillante. Añada agua, cúbrelo y cocine. Revuelva ocasionalmente durante 3 minutos. Añada las manzanas, cúbrelas y cocínelas, revolviendo de vez en cuando durante 8-10 minutos o hasta que la col rizada esté tierna.

1. Mientras tanto, bata la mostaza, el vinagre, la sal y el azúcar moreno en un pequeño tazón. Añada la mezcla de col rizada a la col rizada, aumentando el calor a alto. Hervir sin tapar durante 3-4 minutos o hasta que el líquido se evapore.

Día 29

Desayuno: Tortilla de tomate y huevo

- Tortilla de maíz (1 pieza)

- Un huevo grande cocinado en una cucharadita de aceite de oliva ¼ o cubrir la sartén con una fina capa de spray de cocina. Sazonar con una pizca de pimienta.

- Cinco tomates cherry cortados por la mitad

- Adornar la tortilla con tomates y un huevo.

Almuerzo: Huevos revueltos con salmón ahumado

o ***Ingredientes :***

- Crema espesa (1/2 taza)

- Rebanadas de salmón ahumado (1/4 de libra)

- Cebollinos frescos, finamente picados (12-1 cuchillas)

- Huevos (12 en total)

- Pimienta negra recién molida

- Sal

- Mantequilla (2 cucharadas)

Las instrucciones:

1. Ponga a un lado 2 rebanadas de salmón para adornar. Corta el resto del salmón en trozos muy pequeños.

2. Bata la crema y los huevos juntos. Añada ½ cebollinos picados. Sazona los huevos con sal y pimienta. Pre-

calentar una sartén grande antiadherente a fuego medio. Derretir la mantequilla en la sartén y añadir los huevos. Revuelva los huevos con una cuchara de madera. No cocine los huevos hasta que estén secos. Cuando los huevos se han mezclado, pero permanecen húmedos. Añada el salmón picado. Quita la sartén de la estufa y colócala en un trípode. Adorne los huevos con el resto de los cebollinos y el salmón y sírvalos directamente de la sartén caliente.

Cena: Polenta de gorgonzola cremosa con salsa de calabaza de verano

Ingredientes :

- Queso Gorgonzola desmenuzado (2/3 de taza)
- Caldo de verduras, o caldo de pollo bajo en sodio, dividido (2 latas, 14 oz.)
- Calabacín (pequeño) cortado por la mitad a lo largo y en rodajas (2 piezas)
- Albahaca fresca, picada (1/4 de taza)
- Aceite de oliva extra virgen (2 cucharadas)
- Harina de maíz (3/4 de taza)
- Calabaza amarilla de verano (pequeña) cortada por la mitad a lo largo y en rodajas (2 pedazos)
- Agua (1 taza)
- Ajo picado (3 cucharadas)
- Harina (2 cucharadas)

- Pimienta recién molida (1/2 cucharadita)
  - ***Las instrucciones:***

4. Mezcle 2 ½ del caldo con una taza de agua en una pequeña cacerola. Pongae a hervir. Luego, lentamente agregue pimienta y harina de maíz, batiendo hasta que la mezcla esté lisa. Reduzca el calor a temperatura baje, cubra y cocine, revolviendo de vez en cuando, hasta que el caldo se vuelva muy espeso y ya no sea granuloso, unos 10-15 minutos. Añada el gorgonzola. Quítelo del calor.

32.

5. Mientras tanto, en una gran sartén antiadherente, calienta el aceite a fuego medio-alto. Añada el ajo y cocina. Revuelva ocasionalmente hasta que empiece a ablandarse y a dorarse. Espolvorea harina sobre las verduras. Revuelva para cubrir.

33.

6. Añada el caldo restante (una taza) y ponlo a hervir. Revuelva a menudo. Entonces reduce el calor a medio-alto y hierve a fuego lento. Revuelva ocasionalmente hasta que el caldo se espese y las verduras se ablanden. Revuelva la albahaca. Sirve la salsa sobre la polenta.

Día 30

Desayuno: Bebida de yogur

Ingredientes :

- Cubos de hielo (2 tazas)
- Yogur de vainilla (2 tazas)
- Yogur de melocotón 2 tazas)
- Leche sin grasa (1/2 taza)
- Jugo de naranja concentrado descongelado (1/2 taza)

Las instrucciones:

En una batidora, mezcle todos los ingredientes excepto los cubitos de hielo. Cubrir y mezclar hasta que esté liso. Añada los cubitos de hielo, cúbrelos y mézclalos de nuevo hasta que esté liso.

Almuerzo: Sándwich de humus vegetariano

Ingredientes :

- Humus (3 cucharadas)
- Rodajas de pepino (1/4 de taza)
- Puré de aguacate(1/4 de taza)
- Pan integral (2 rebanadas)
- Vegetales verdes mixtos (1 taza)
- Pimienta roja, en rodajas (1/4 de pieza, mediana)

Las instrucciones:

1. Unta cada rebanada de pan con aguacate y humus. Cubra una rebanada de vegetales y presione las rebanadas para hacer un sándwich.

Cena: Tacos de maíz y frijoles negros

Ingredientes :

- Salsa (1/4 de taza)
- Dados de aguacate (1/2)
- Frijoles negros en lata, enjuagados y triturados (1/4 de taza)
- Maíz (1/2 taza)
- Tortillas de maíz recalentadas (2 piezas)
- Mezcla de vegetales verdes
- Jugo de lima (1 cucharada)
- Aceite de oliva
- Sal y pimienta kosher

Las instrucciones:

1. Esparce las tortillas de frijoles. Adorne con salsa, maíz y aguacate.

2. Cubrir las verduras mezcladas con aceite de oliva, jugo de limón, una pizca de pimienta y sal kosher.

Capítulo 7: Estrategias Para Comenzar Un Régimen Contra La Hipertensión Arterial

Aunque ya tiene una guía de los 30 superalimentos que puede comer para bajar su presión sanguínea, no olvide que será un desafío al principio.

Perder peso

El sobrepeso aumenta el riesgo de padecer hipertensión arterial. Perder peso no sólo reduce la presión arterial, sino que también previene otras enfermedades relacionadas.

Limitar el consumo de alcohol

Si usted tiene presión arterial alta y consume regularmente más alcohol que la cantidad recomendada, reducirla puede disminuir su presión arterial hasta en 4 mmHg.

Ser físicamente activo

Las actividades físicas como los aeróbicos ayudan a reducir la presión sanguínea al obligar a los vasos sanguíneos a contraerse y expandirse. Esto mantiene los vasos sanguíneos flexibles.

Menos sal

Puede ser difícil reducir el sodio porque está oculto en casi todos los alimentos, por lo que es esencial seguir estrictamente el plan de comidas.

Obtener más potasio

El plan de comidas calcula la cantidad estimada de nutrientes que recibirá, y muchos planes de comidas diarias son ricos en potasio.

CAPÍTULO 8: OTROS CAMBIOS DE ESTILO DE VIDA PARA REDUCIR LA TENSIÓN ARTERIAL SIN MEDICAMENTOS

El control de la presión arterial se divide en un 70% de estilo de vida y un 30% de medicación y prevención.

Lea las etiquetas

Es difícil evitar o reducir la ingesta de sodio en la dieta sin leer las etiquetas. Puede preparar su comida usando el plan de comidas que compartimos, pero es importante que siempre lea las etiquetas, especialmente cuando esté en casa.

Aliviar el estrés

Las hormonas del estrés constriñen los vasos sanguíneos, lo que puede llevar a un aumento temporal de la presión arterial. También desencadena hábitos no saludables como la falta de sueño, comer en exceso y el aumento del consumo de alcohol. Reducir el estrés es una prioridad si quiere bajar la presión sanguínea.

Ejercicio físico

No hace falta muchos ejercicio para ver resultados y el impacto en su presión sanguínea. Puede hacer ejercicio durante sólo 30 minutos, al menos cinco días a la semana. Estos ejercicios también pueden llevarle a hacer cosas que le gusten, como montar en bicicleta, bailar, ir de excursión o incluso actividades diarias como la jardinería.

Dejar de fumar

Fumar es uno de los principales factores de las enfermedades cardíacas, que se asocian con la hipertensión arterial. Dado que tanto la hipertensión como el tabaquismo aumentan el riesgo de complicaciones cardíacas, dejar de fumar reduce el riesgo.

Respiración profunda y meditación

Aunque la meditación y la respiración profunda forman parte de la gestión del estrés, merecen una atención especial porque tienen un impacto significativo en la reducción de la presión arterial. Cuando el cuerpo está relajado, disminuye el ritmo cardíaco y por lo tanto reduce el nivel de presión arterial.

CONCLUSIÓN

Mucha gente sufre presión arterial alta, pero algunas personas ni siquiera saben que son una de ellas. Una dieta equilibrada y un estilo de vida saludable pueden ayudar a controlar la presión arterial. Las comidas presentadas en este libro siguen un modelo de solución para la hipertensión y de prevención de la dieta.

El plan de comidas proporciona los nutrientes que el cuerpo necesita para funcionar adecuadamente, con una cantidad específica para no sólo controlar la presión sanguínea, sino también prevenir la aparición de otras enfermedades relacionadas y ayudar a perder peso.

Esto sólo demuestra que cambiar la dieta y el estilo de vida es la mejor manera de controlar la presión arterial alta sin tomar medicamentos. Los medicamentos que reducen la presión arterial tienden a funcionar bien, pero no necesariamente abordan la causa del problema. Así pues, un plan de dieta para abordar la hipertensión arterial es una defensa eficaz de primera línea para su prevención y tratamiento.

Palabras finales

¡Gracias de nuevo por comprar este libro!

Esperamos que este libro sea de su agrado.

El siguiente paso es que usted <u>se una a nuestro boletín de noticias por correo electrónico</u> para recibir actualizaciones sobre los próximos lanzamientos de libros o promociones. Puede inscribirse gratis y, como bono, también recibirá nuestro libro "*7 errores de fitness que no sabes que estás cometiendo*". Este libro de bonificación descompone muchos de los errores más comunes de acondicionamiento físico y desmitifica muchas de las complejidades y la ciencia de ponerse en forma. Tener todo este conocimiento y ciencia sobre el acondicionamiento físico organizados en un libro paso a paso le ayudará a comenzar en la dirección correcta en su viaje de acondicionamiento físico. Para suscribirse a nuestro boletín electrónico gratuito y obtener su libro gratuito, por favor visite el enlace e inscríbase: <u>www.effingopublishing.com/gift</u>

Finalmente, si usted disfrutó de este libro, entonces nos gustaría pedirle un favor, ¿sería tan amable de dejar una reseña para este libro? Se lo agradecería mucho. ¡Gracias y buena suerte en su viaje!

SOBRE LOS CO-AUTORES

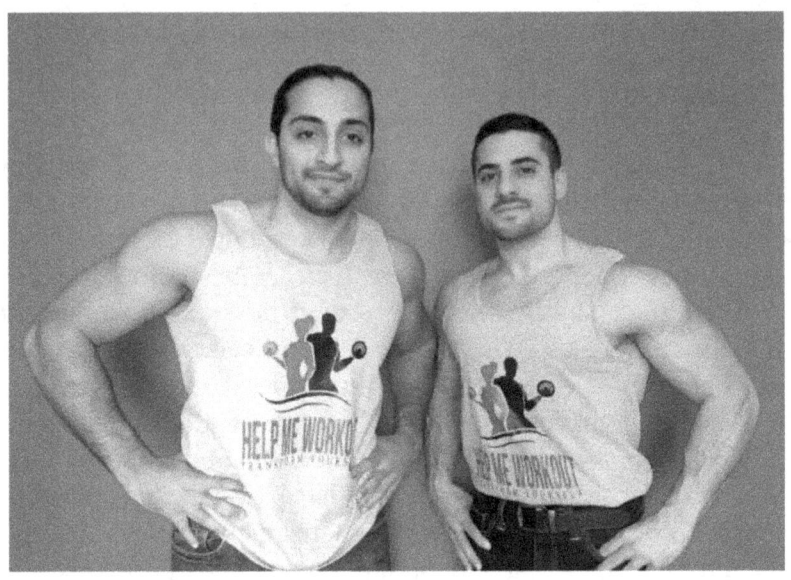

Nuestro nombre es Alex & George Kaplo; ambos somos entrenadores personales certificados de Montreal, Canadá. Empezaremos diciendo que no somos los chicos más grandes que pueda conocer y que esto nunca ha sido nuestra meta. De hecho, empezamos a trabajar para superar nuestra mayor inseguridad cuando éramos más jóvenes, que era nuestra confianza en nosotros mismos. Usted puede estar pasando por algunos desafíos en este momento, o simplemente quiere ponerse en forma, y sin duda nos podemos relacionar.

Para nosotros personalmente, siempre estuvimos interesados en el mundo de la salud y el acondicionamiento físico y queríamos ganar algo de músculo debido a las numerosas intimidaciones en nuestros años de adolescencia. Entonces, nos dimos cuenta que podemos cambiar nuestros cuerpos. Este fue el comienzo de nuestro viaje de transformación. No teníamos ni idea por dónde empezar, pero lo hicimos. A veces nos preocupaba y temíamos que otras personas se burlaran de nosotros por hacer los ejercicios de forma incorrecta. Siempre hemos deseado tener un amigo que nos guíe y que nos enseñe lo que tenemos que hacer.

Después de mucho trabajo, estudios e innumerables pruebas y errores, algunas personas empezaron a darse cuenta de que estábamos en mejor forma física y de que estábamos empezando a tener un gran interés por el tema. Esto llevó a muchos amigos y nuevas caras a venir a nosotros y pedirnos consejos de fitness. Al principio, parecía extraño cuando la gente nos pedía que les ayudáramos a ponerse en forma, pero lo que nos mantuvo en marcha es cuando esas mismas personas empezaron a ver cambios en sus propios cuerpos y nos dijeron que era la primera vez que veían resultados así. A partir de ahí, más gente vino a vernos y eso nos hizo darnos cuenta que después de haber leído y estudiado tanto leer y estudiar en este campo que nos ayudó, pero también nos permitió ayudar a otros. Hasta la fecha, hemos entrenado y entrenado a numerosos clientes que han logrado algunos resultados sorprendentes.

Hoy en día, ambos somos dueños y operamos este negocio editorial, donde traemos a autores apasionados y expertos para que escriban sobre temas relacionados con la salud y el acondicionamiento físico. También tenemos un negocio de fitness en línea y nos encantaría conectarnos con usted invitándole a visitar el sitio web en la página siguiente y suscribiéndose a nuestro boletín de noticias por correo electrónico (incluso recibirá un libro gratuito).

Por último, pero no menos importante, si estás en la posición en la que estuvimos una vez y quieres que te guíe, no lo dudes y pregunta.... ¡estarás ahí para ayudarte!

Sus entrenadores,

Alex y George Kaplo

Descargar otro libro gratis

Queremos agradecerte por comprar este libro y ofrecerte otro (tan largo y valioso como este), "Errores de Estado Físico y de Salud que no Sabes que Estás Cometiendo" completamente gratis.

Visite el siguiente enlace para inscribirse y recibirlo:

www.effingopublishing.com/gift

En este libro, analizaremos los errores más comunes de salud y acondicionamiento físico, que usted probablemente está cometiendo en este momento, y le revelaremos cómo puede ponerse fácilmente en la mejor forma de su vida.

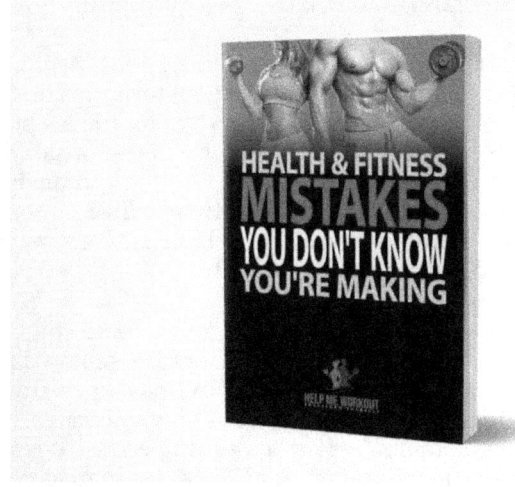

Además de este valioso regalo, usted también tendrá la oportunidad de recibir nuestros nuevos libros gratis, participar en sorteos y recibir otros valiosos correos electrónicos de nuestra parte. De nuevo, visita el enlace para registrarte:
www.effingopublishing.com/gift

Copyright 2019 by Effingo Publishing - Todos los derechos reservados.

Este documento de Effingo Publishing, propiedad de la empresa A&G Direct Inc, está orientado a proporcionar información exacta y fiable en relación con el tema y la cuestión tratados. La publicación se vende con la idea de que el editor no está obligado a prestar servicios de contabilidad, oficialmente permitidos o de otro tipo. Si el asesoramiento es necesario, legal o profesional, se debe ordenar a una persona que ejerza la profesión.

De una Declaración de Principios que fue aceptada y aprobada por igual por un Comité de la Asociación Americana de Abogados y un Comité de Editores y Asociaciones.

De ninguna manera es legal reproducir, duplicar o transmitir cualquier parte de este documento, ya sea por medios electrónicos o en formato impreso. La grabación de esta publicación está estrictamente prohibida, y no se permite el almacenamiento de este documento a menos que se cuente con el permiso por escrito del editor. Todos los derechos reservados.

La información aquí proporcionada es veraz y consistente, en el sentido de que cualquier responsabilidad, en términos de falta de atención o de otro tipo, por cualquier uso o abuso de las políticas, procesos o instrucciones contenidas en ella, es responsabilidad exclusiva y total del lector receptor. Bajo ninguna circunstancia se tendrá responsabilidad legal o culpa contra el editor por cualquier reparación, daño o pérdida monetaria debida a la información aquí contenida, ya sea directa o indirectamente.

La información aquí contenida se ofrece únicamente con fines informativos y es universal en cuanto tal. La presentación de la información se realiza sin contrato ni ningún tipo de garantía. Las marcas registradas que se utilizan son sin ningún consentimiento, y la publicación de la marca registrada es sin permiso o respaldo del propietario de la marca registrada. Todas las marcas registradas y marcas dentro de este libro son sólo para propósitos de aclaración y son propiedad de los propietarios mismos, no afiliados con este documento.

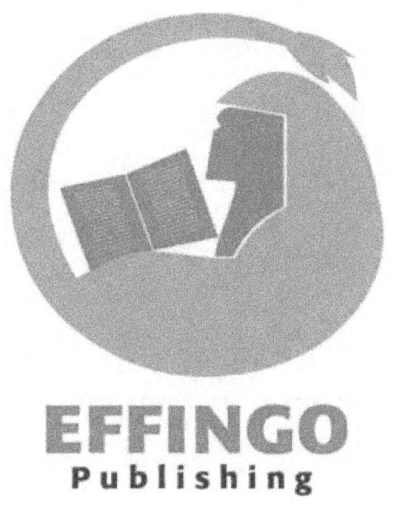

Para descubrir mas libros, visite :

EffingoPublishing.com

www.ingramcontent.com/pod-product-compliance
Lightning Source LLC
LaVergne TN
LVHW011710060526
838200LV00051B/2841